信州洗馬文化史シリーズ②

『医は仁術』

本洗馬村熊谷家六代の系譜

中原文彦

龍鳳書房

本扉写真
玄関正面に掛かる「生々堂」の扁額（23 頁参照）

表紙デザイン・宮下明日香

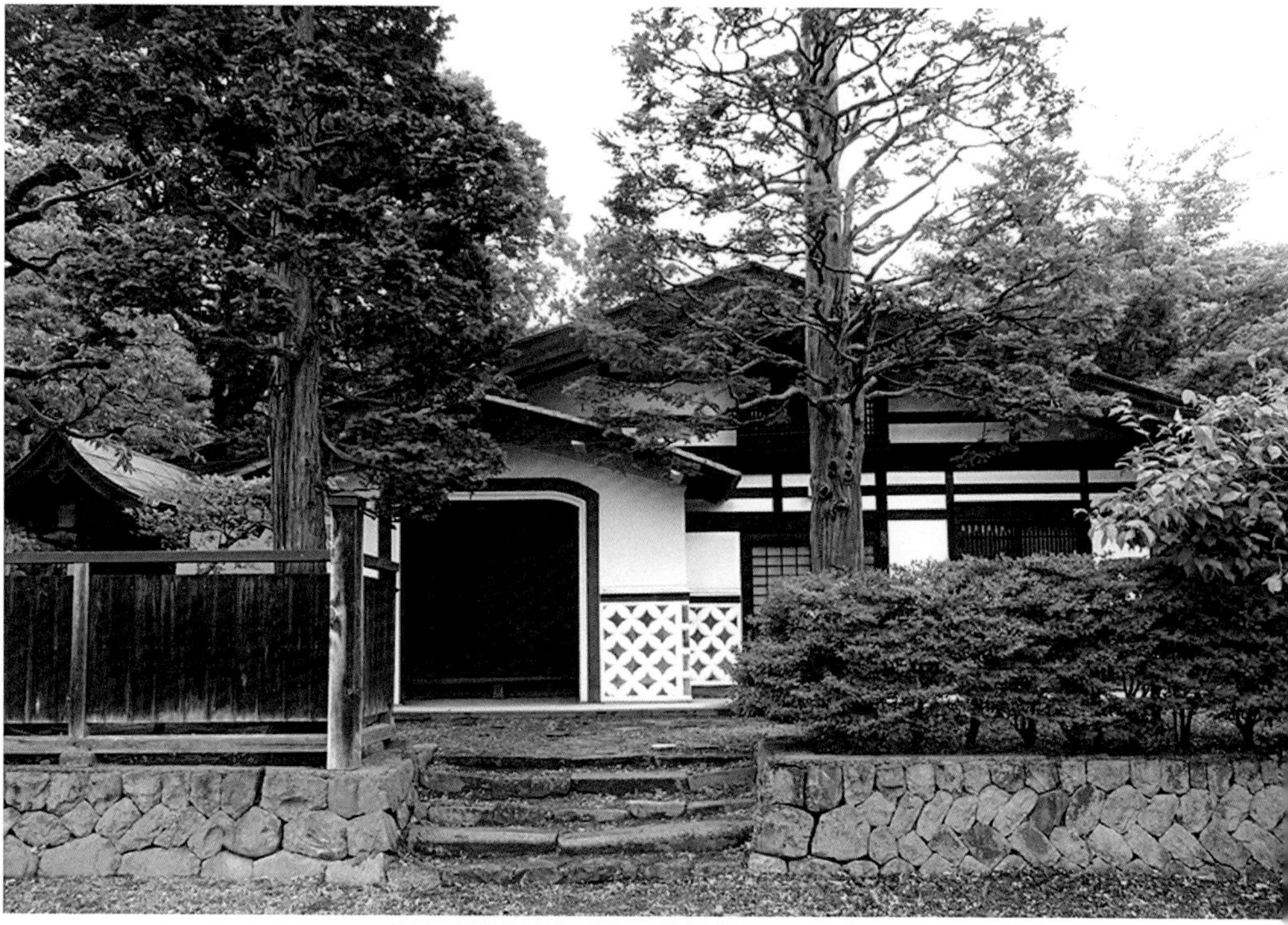

現在の熊谷医家「生々堂」(塩尻市洗馬元町)

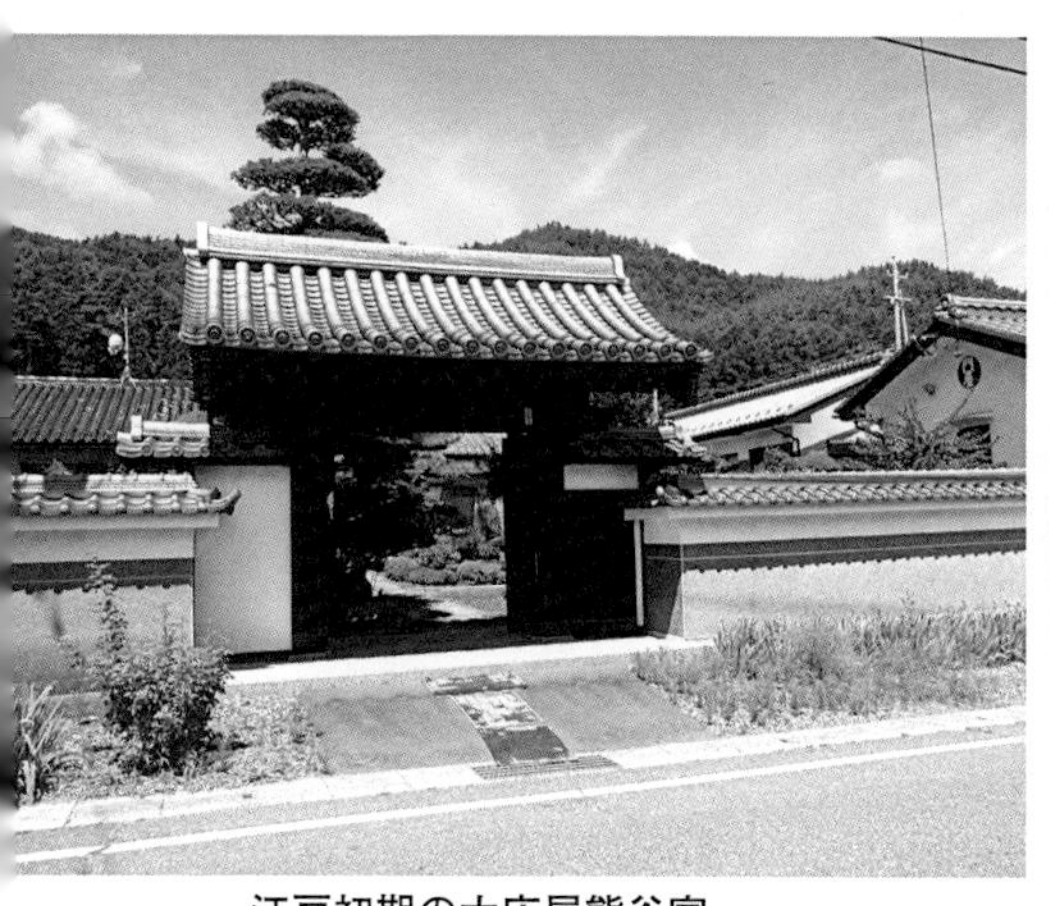

江戸初期の大庄屋熊谷家
(塩尻市洗馬元町 15 頁参照)

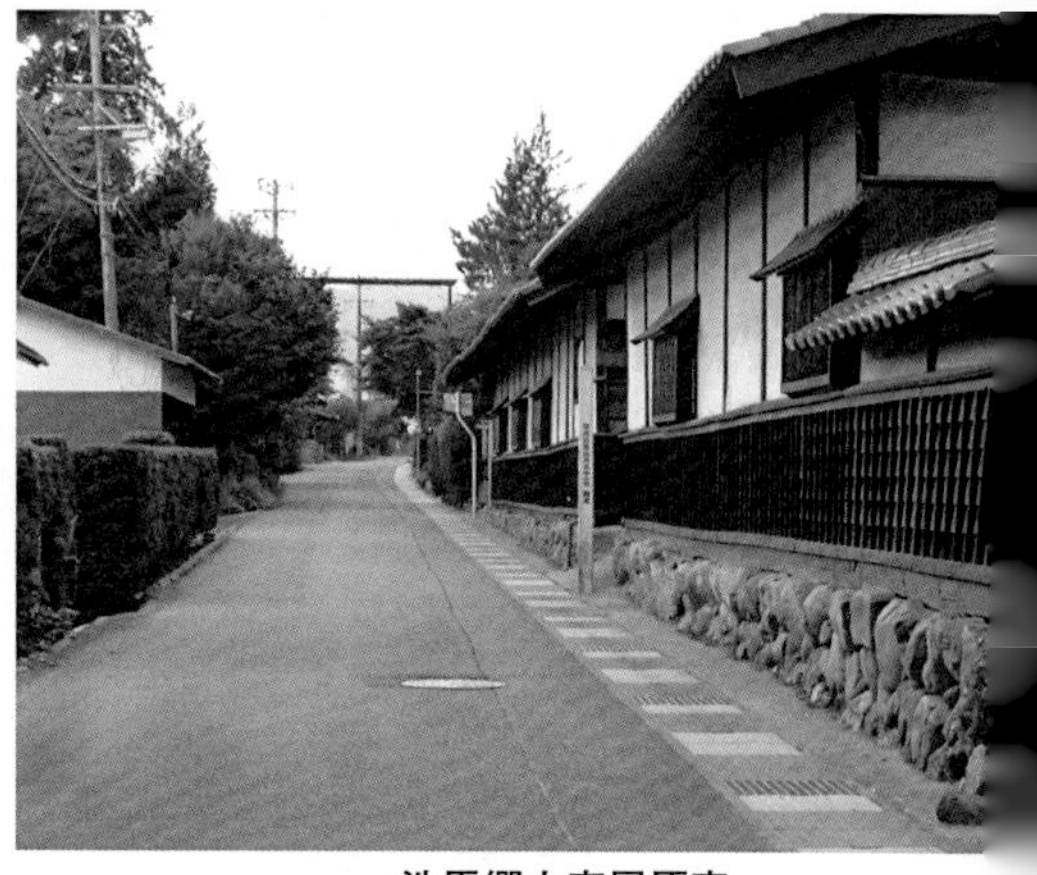

洗馬郷大庄屋原家
(塩尻市洗馬上組 15 頁参照)

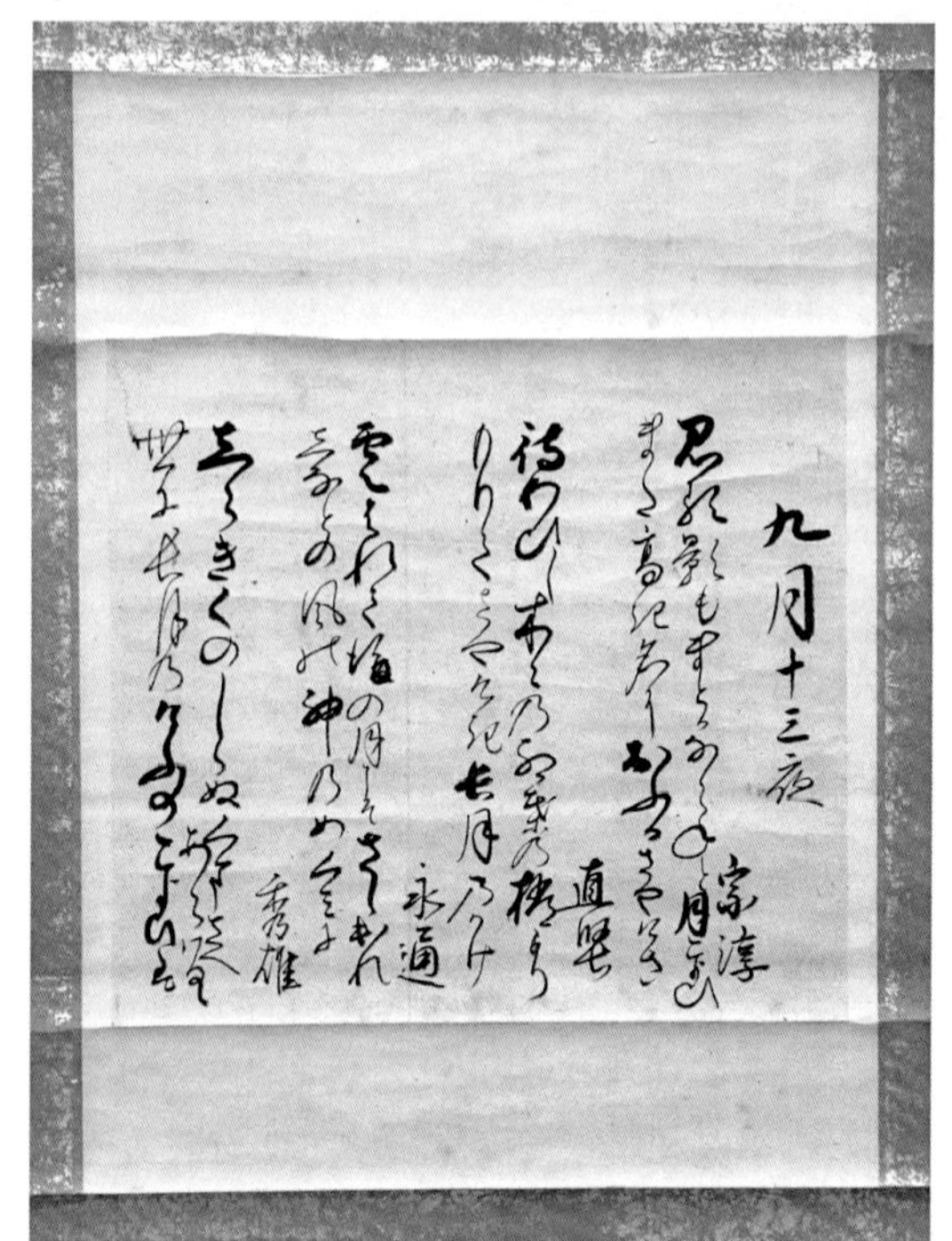

菅江真澄 (秀雄)、永通他掛け軸「九月十三夜」
（塩尻市立洗馬小学校蔵　47 頁参照）

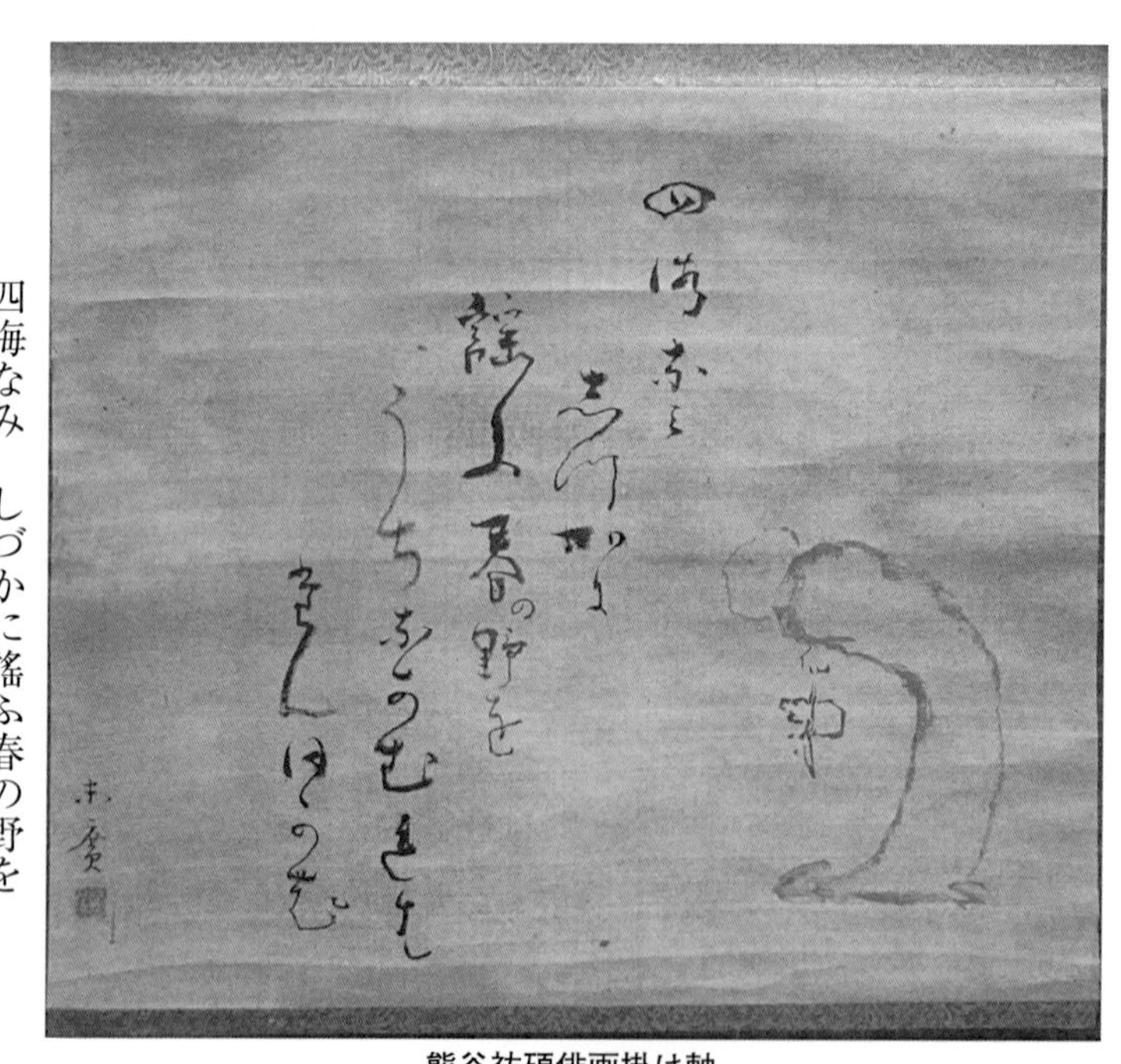

四海なみ　しづかに謡ふ春の野を
うちながむれば　たんぼかき
末廣（熊谷祐碩）

熊谷祐碩俳画掛け軸
（本洗馬歴史の里資料館蔵　18 頁参照）

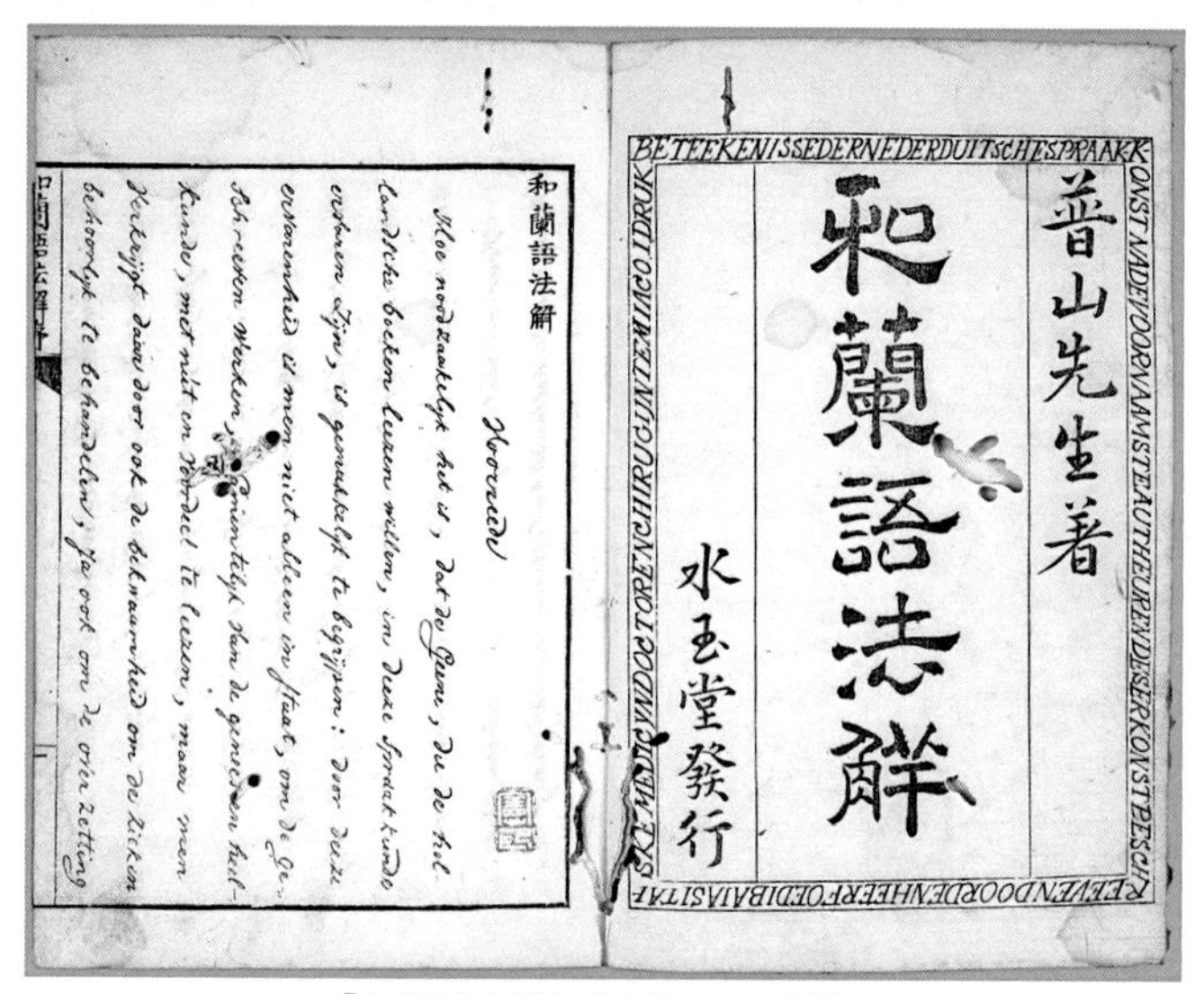
和蘭語法解

晋山先生著
和蘭語法解
水玉堂發行

「和欄語法解」（文化 12 年度版）
（生々堂文書 1 号 19 頁参照）

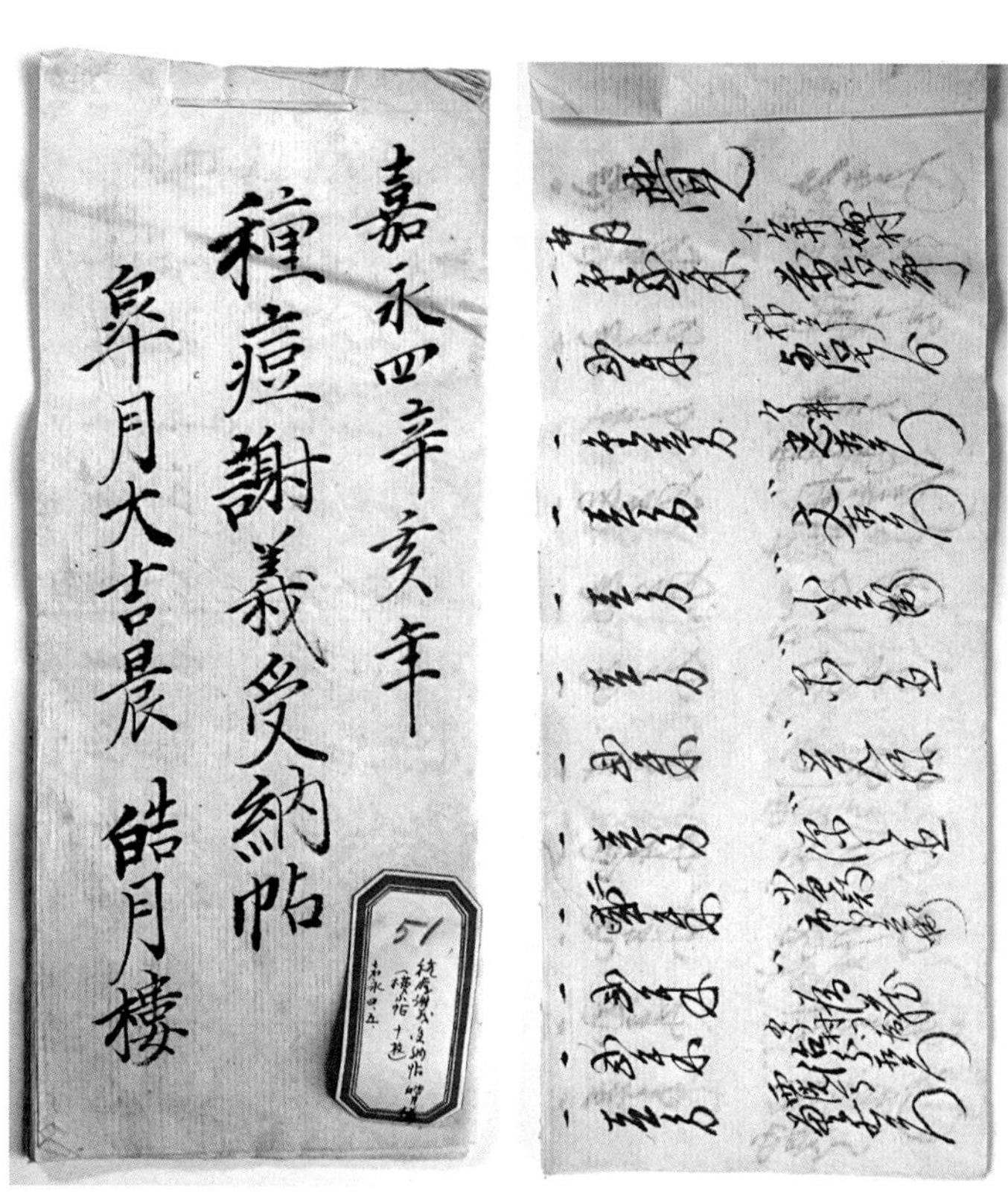
嘉永四辛亥年
種痘謝義受納帖
皐月大吉晨　皓月樓

「種痘謝義受納帖」（嘉永 4 年）
（生々堂文書 51 号 86 頁参照、訳文 168 頁資料 4）

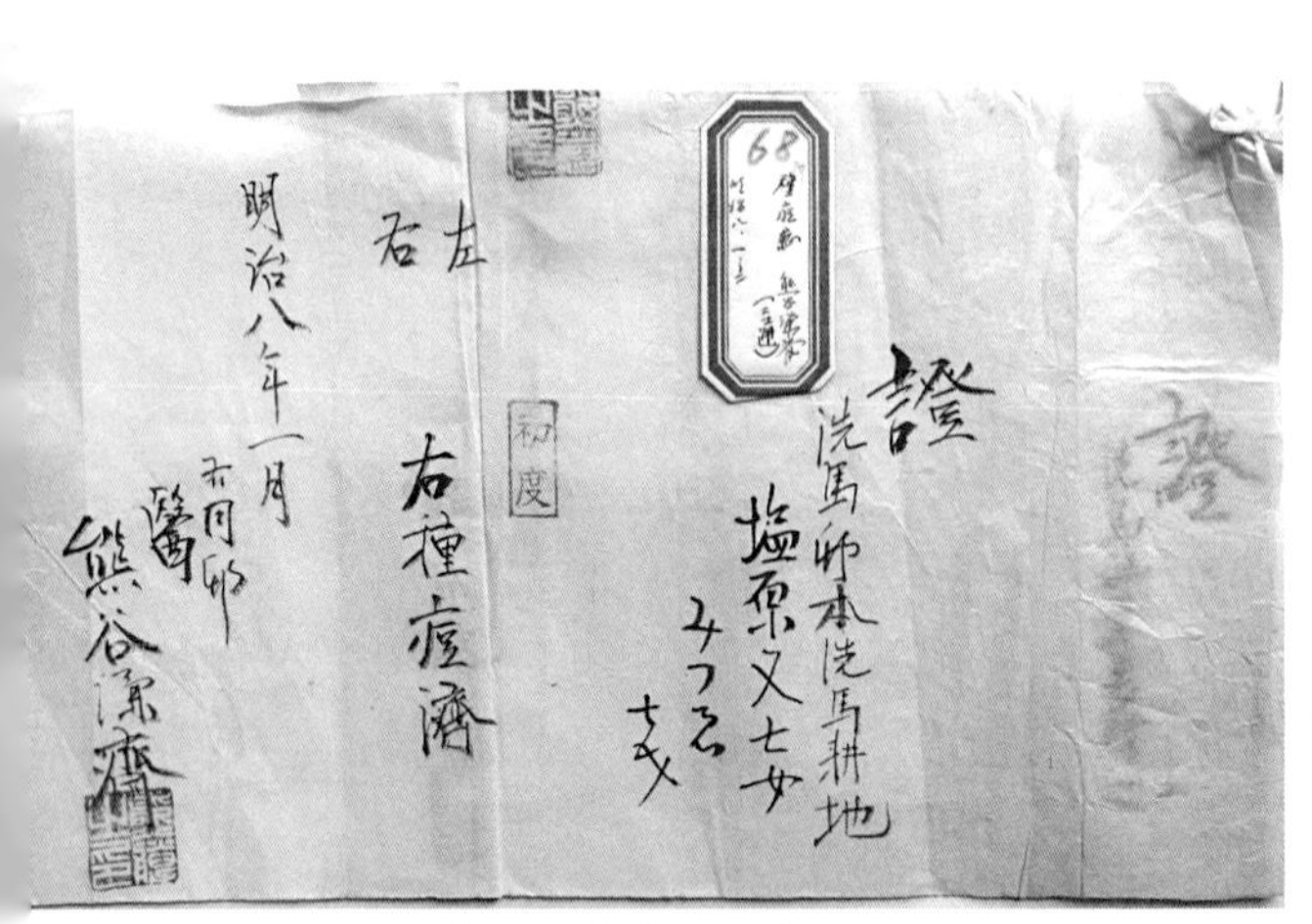

「種痘証」（明治 8 年）
（生々堂文書 68 号 88 頁参照）

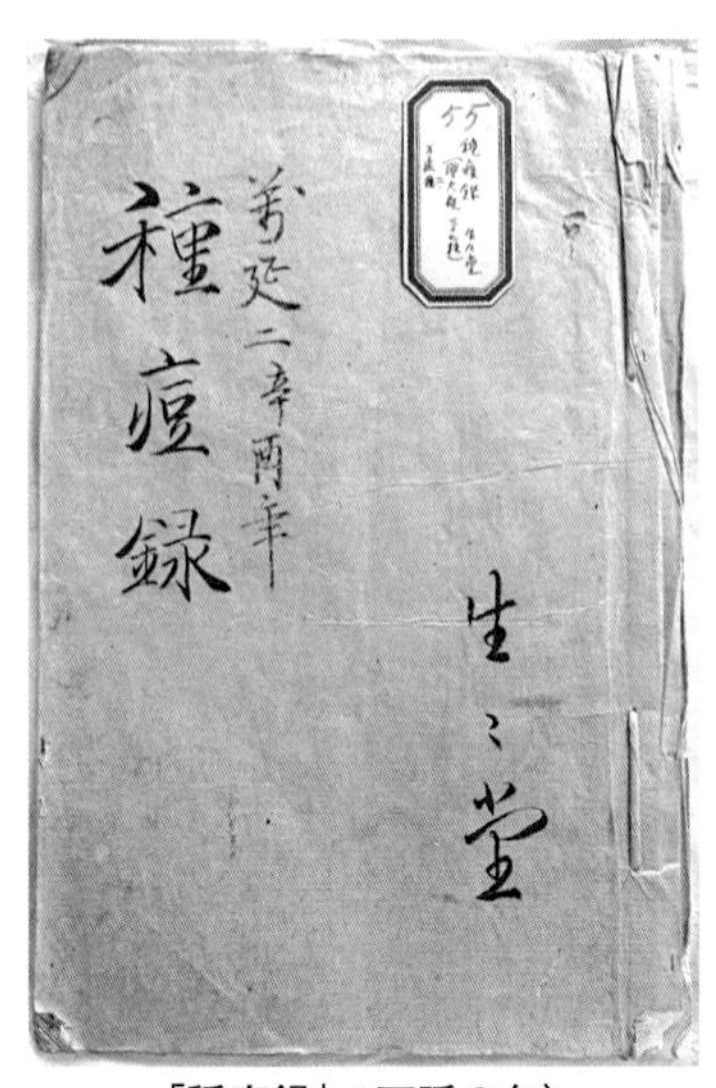

「種痘録」(万延 2 年）
（生々堂文書 55 号 87 頁参照）

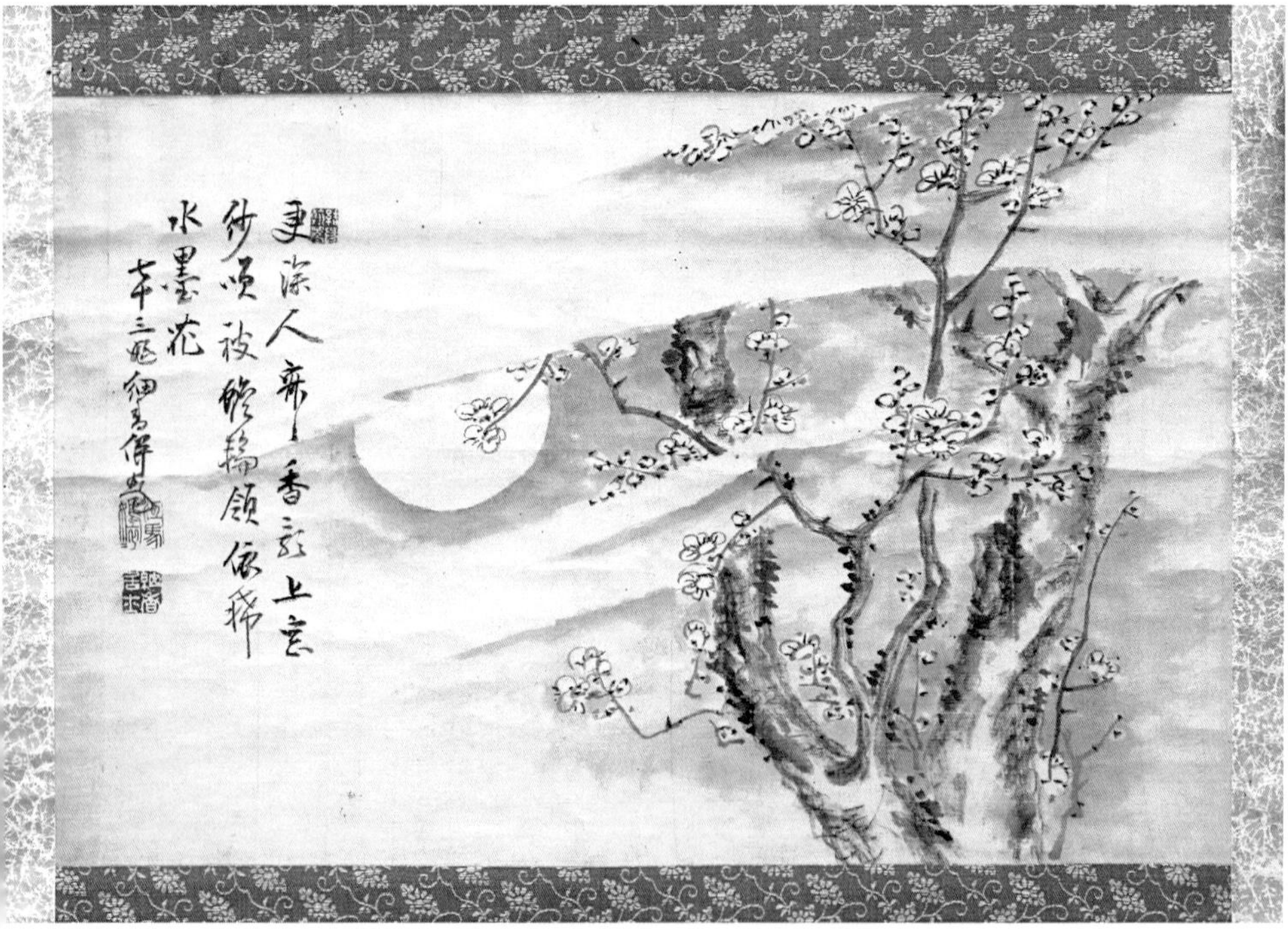

「江馬細香南画〔梅と月〕」(安政 3 年)
（中村峡家文書 22 頁参照）

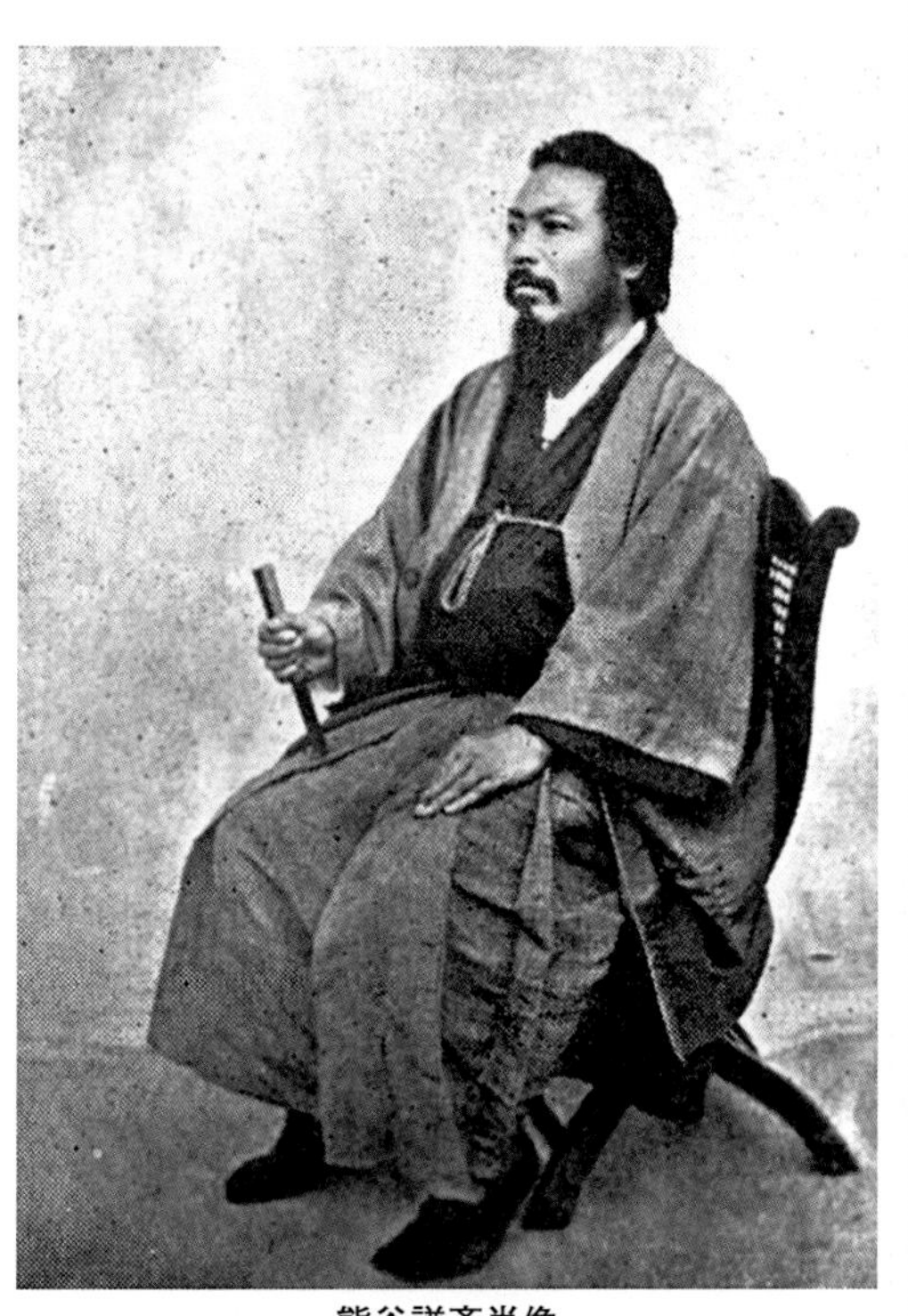

熊谷謙斎肖像
(『筆のまゝ』より 21 頁参照)

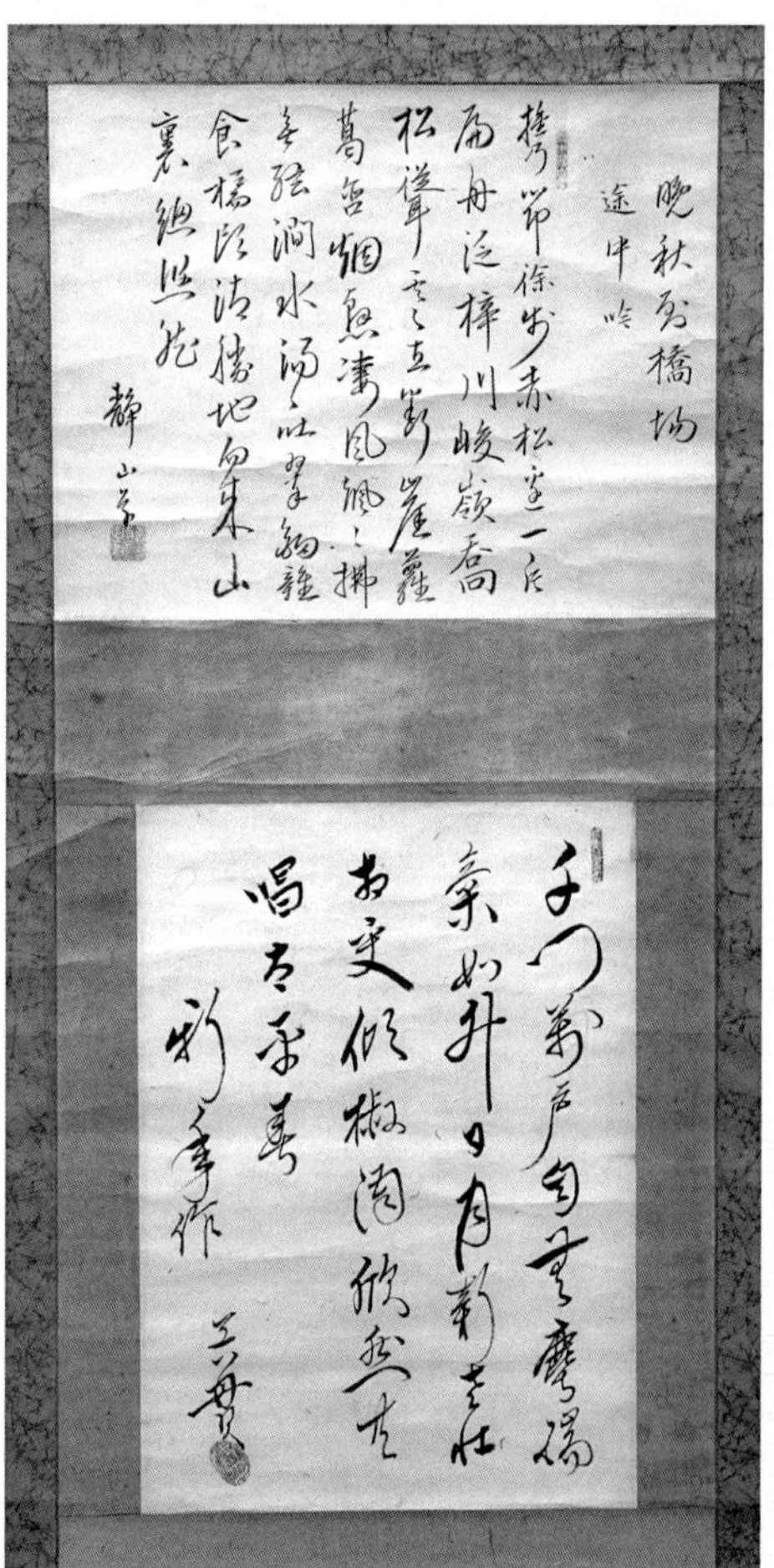

熊谷謙斎（上）と珪碩 (下) の漢詩
(塩尻市立洗馬小学校蔵)
(21 頁参照、全訳文は巻末資料 2)

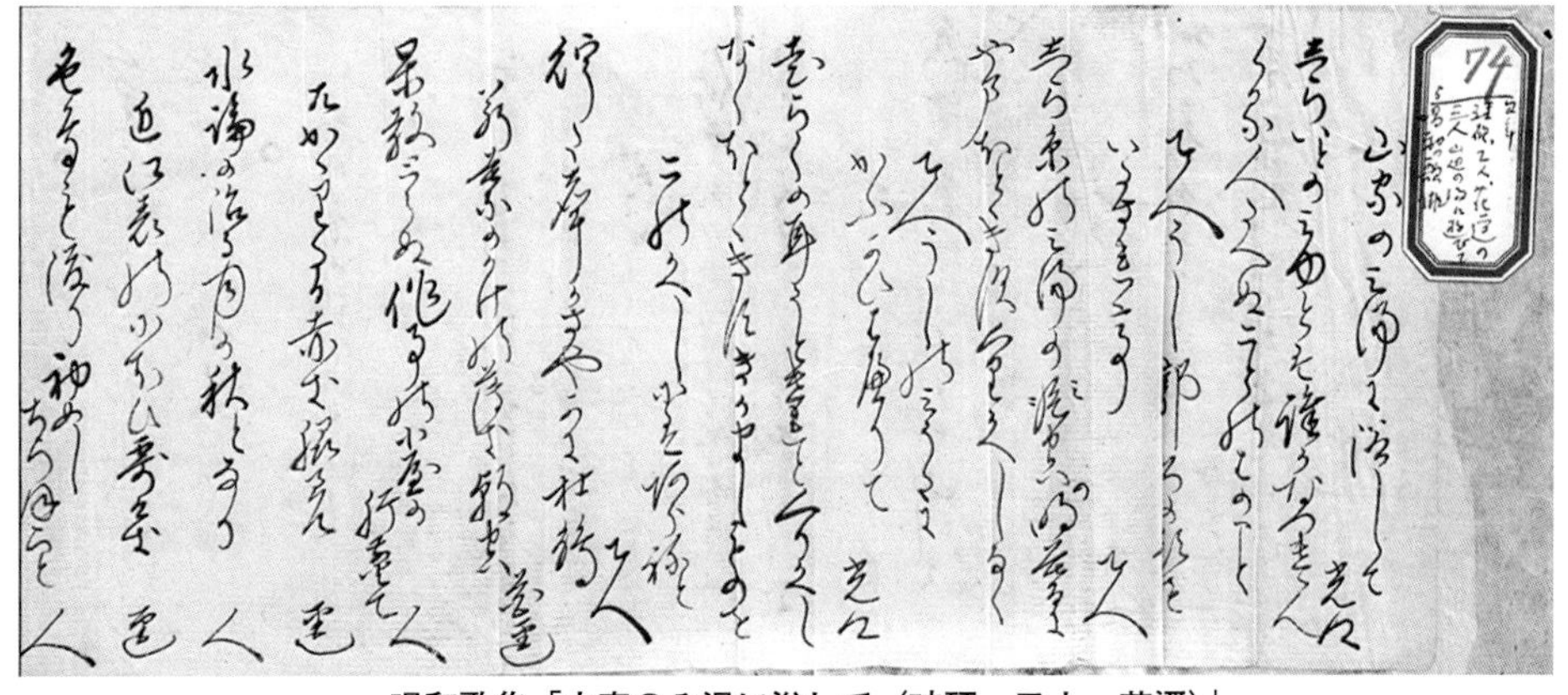

唱和歌集「山家のみ湯に浴して（珪碩・乙人・花逕)」
(常盤屋文書 74 号 19 頁参照、訳文は巻末資料 1)

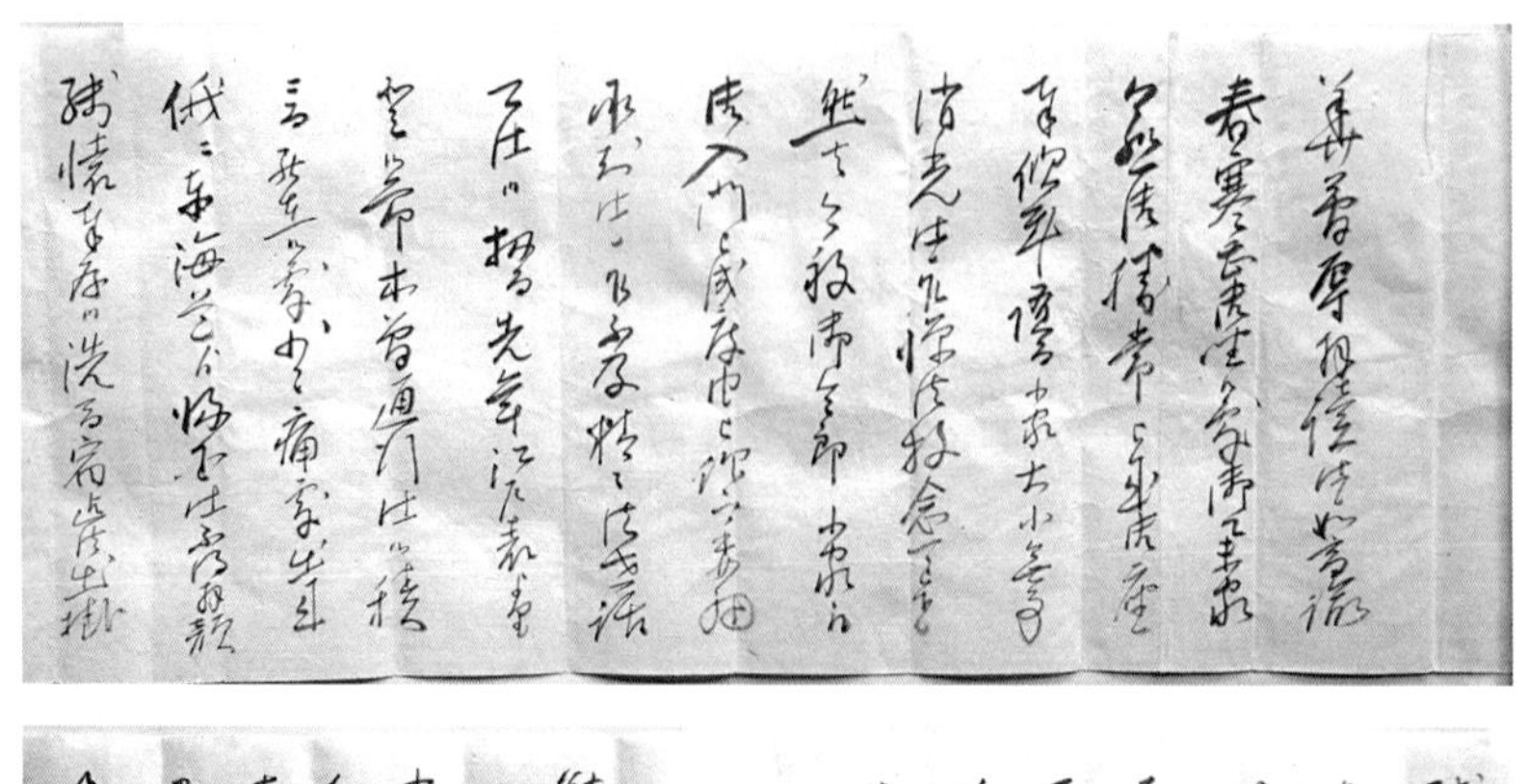

「江馬春齢から熊谷珪碩宛、謙斎の入塾を許す書簡」（嘉永元年）
（生々堂文書　84 頁参照、全訳文は巻末資料 3）

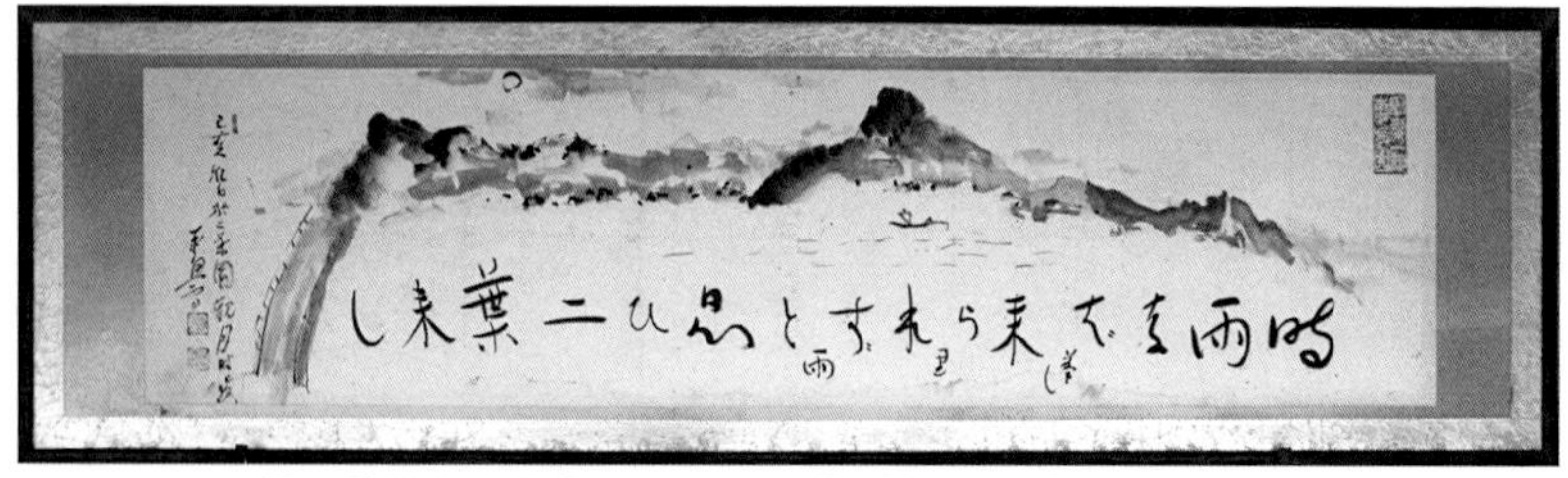

熊谷岱蔵と小宮豊隆との合作「二葉園観月」（昭和 34 年）
（熊谷進氏宅　120 頁参照）

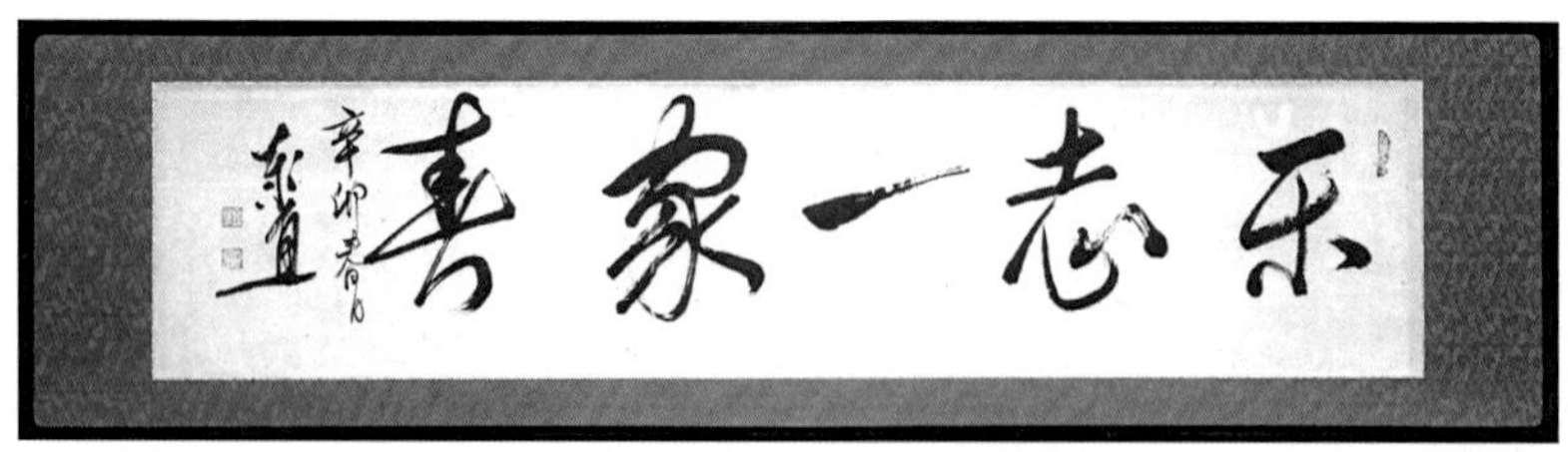

熊谷岱蔵書扁額「楽志一家春」（昭和 26 年）
（熊谷芳郎氏宅　121 頁参照）

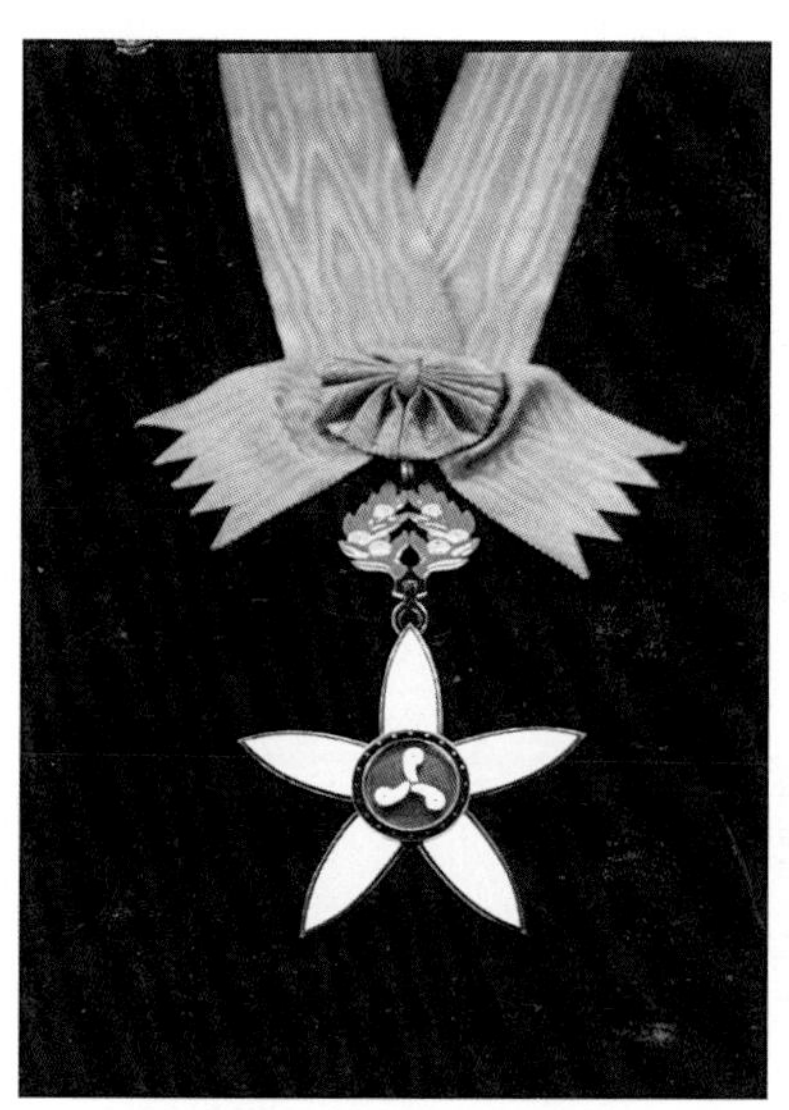

文化勲章（昭和 27 年受賞）

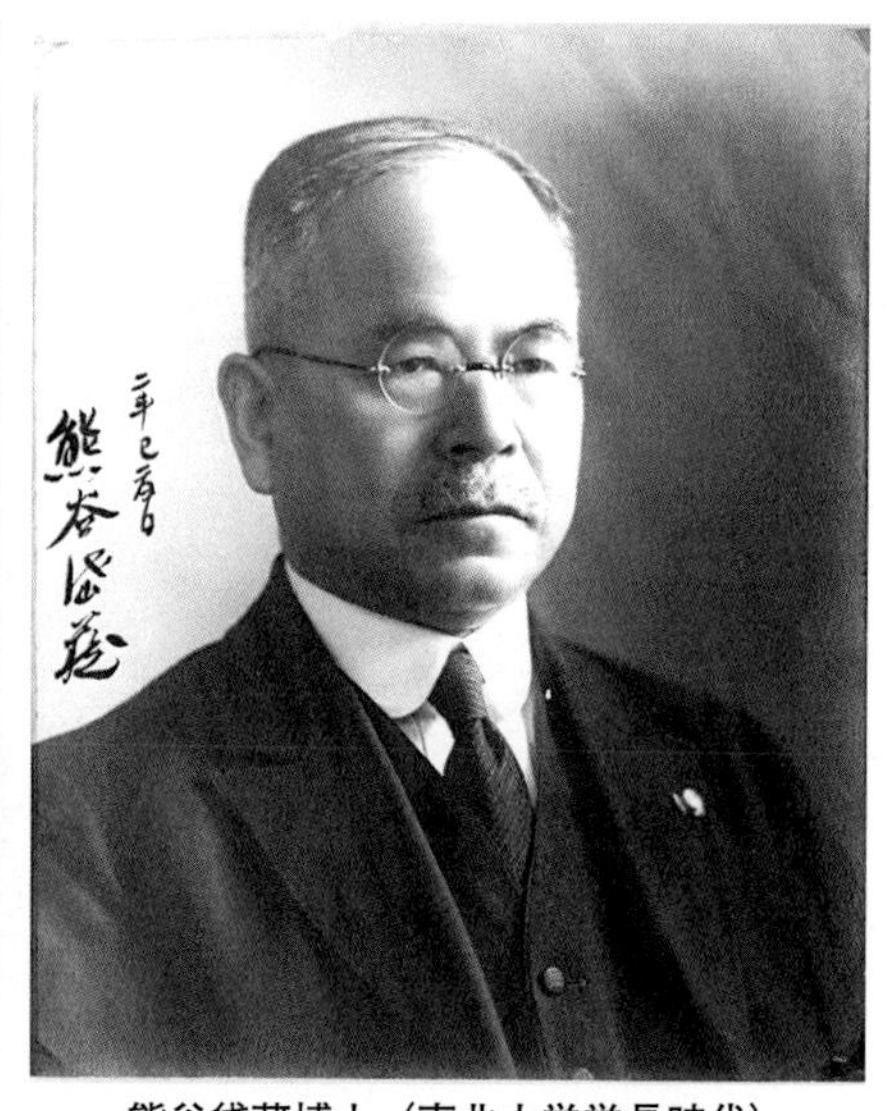

熊谷岱蔵博士（東北大学学長時代）
（昭和 16 年　110 頁参照）

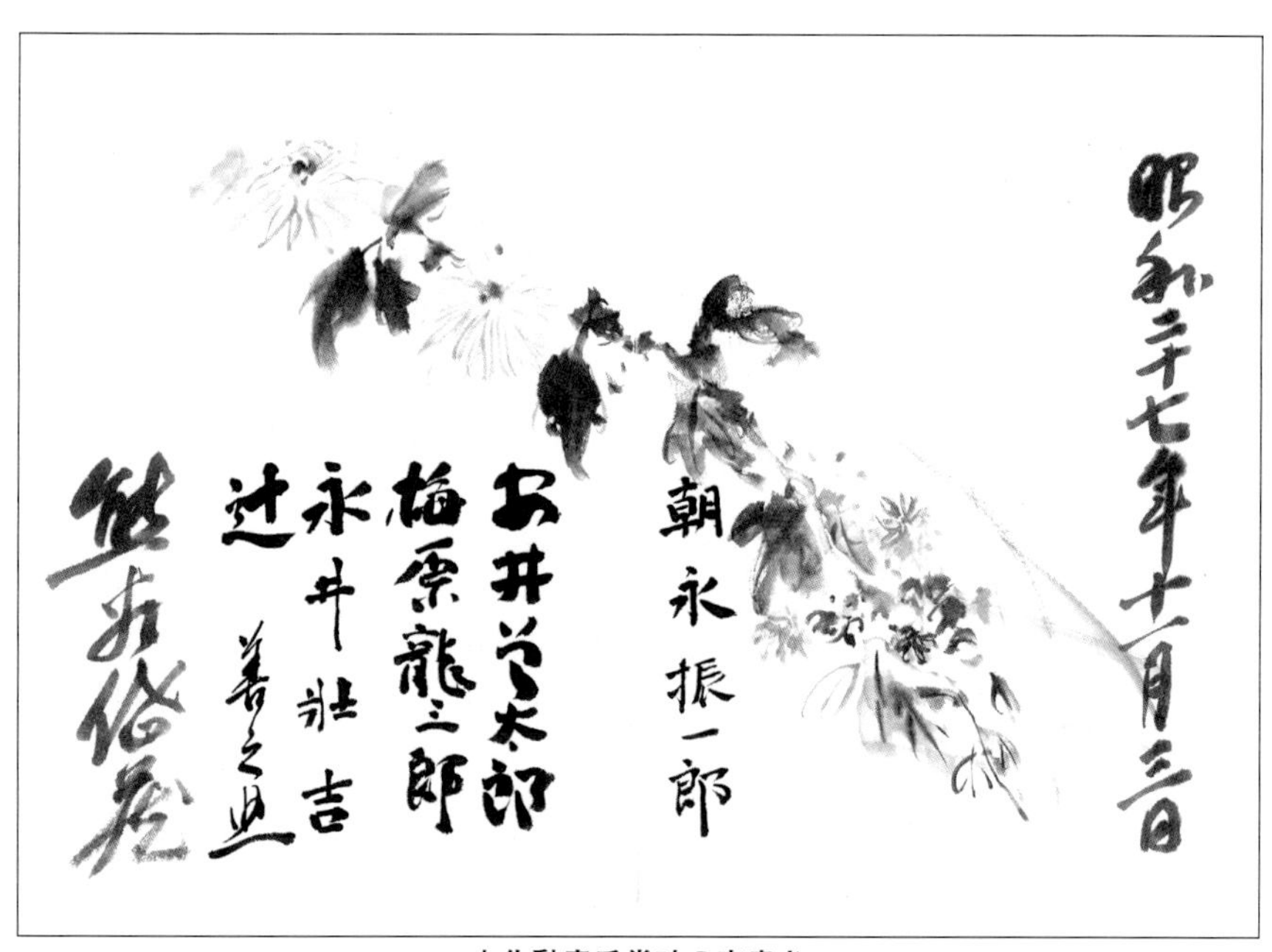

文化勲章受賞時の寄書き
（背景の菊の絵が岱蔵画　108 頁参照）

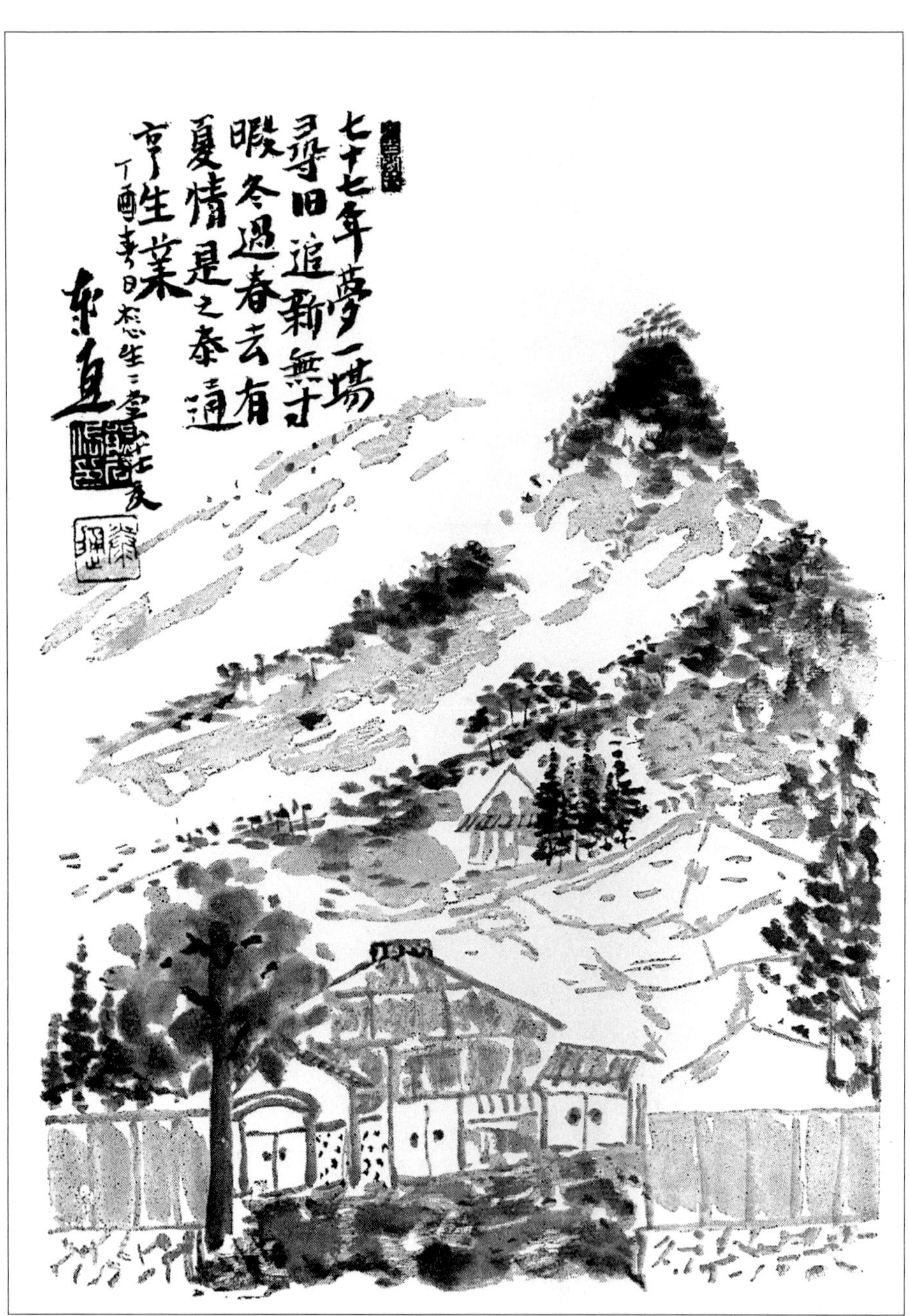

岱蔵画「生家生々堂より洗馬妙義山を望む」（昭和 32 年）
（『筆のまゝ』挿絵より　60，121 頁参照）

本書の上梓によせて

祖父（岱蔵）が亡くなるまで一一年間一緒に暮らしたことになります。祖父七十一歳から八十二歳、私が十三歳から二十四歳。毎朝六時過ぎにＮＨＫの英語会話、それからお経を大声で唱えていました。夕飯後には和紙を広げて水彩画を描くこともありました。散歩がてら、映画を奢ってもらったこともあります。母によりますと、飴をポケットに入れておいて、幼い子をみるとあげたり、鼻たれの子どもには鼻をかんであげたりしていたそうです。

大学に入って、かなづちであった私を連れて広瀬川で特訓し、あやうく溺れそうになりました。時に七十七歳くらい、元気なお爺さんでした。

不肖の孫で褒められたことは殆どありませんでしたが、友人が就職の際、祖父の紹介状を頼まれたことがあります。巻紙に墨書で書いてもらいました。友人はその後見事一流企業に合格しました。もちろん実力で受かったと思いますが、私も大いに喜びました。紹介状を頼まれたことを褒めてくれたことが、今も印象に残っています。

存命中、先祖のことなど聞いておけばよかったと思いますが、後の祭りとなってしまいました。ジェンナーについて祖父と話したことがありますが、謙斎が牛痘種痘をしたということは出てきませんでした。

中原文彦さんとは、数年前本洗馬歴史の里資料館でお会いして以来、親しくさせていただいています。洗馬文化、洗馬和歌連などを知悉されており、敬服いたしております。『筆のまゝ』『雲庵随筆』『追憶』「生々堂文書」「常盤屋文書」などを駆使されてこのたび本書を上梓されることになりました。

我々の先祖の全容を明らかにされた、中原さんに感謝申し上げます。

二〇二三（令和五）年正月

熊谷　進

はじめに

私の両腕には二つの予防接種の跡が残っている。右上腕外側は、昭和四十九（一九七四）年生まれまで幼児期に定期接種を受けた種痘（天然痘の予防接種）の跡である。その種痘を幕末期に信州で初めて庶民にしかも集団で施したのが、本洗馬村（現長野県塩尻市洗馬）にある熊谷医家（医家号「生々堂」）の三代珪碩・四代謙斎父子であった。また左腕上腕部外側は、結核予防のＢＣＧワクチン接種痕であり、こちらは今なお一歳までの全新生児に施されている。ＢＣＧワクチン接種普及の先頭に立ち「結核の神様」とも称された熊谷医家六代目が、昭和二十七（一九五二）年文化勲章を受章された熊谷岱蔵博士である。

一方、熊谷医家初代可児永通は、江戸中期に洗馬に来訪した遊歴の文人菅江真澄を自宅に宿泊させ食客として遇した歌人として知られるが、当時勃興期から拡大期へと進んでいた本草学を積極的に取り入れた「くすし」でもあった。熊谷医家医療技術の歴史は、近世から近代の日本医療史を体現しているようにもみえる。ここ信州の山村において、本草学から蘭学・西洋医学と日本医学の最先端を歩み続け、信州が誇る三つの事跡に大きくかかわった熊谷医家六代の歴史は、どのようにつぐまれてきたものであろうか。

私は熊谷医家の地元塩尻市洗馬にある本洗馬歴史の里資料館において平成二十六（二〇一四）

年から学芸員をつとめたが、次に示す展示会や講演会などで菅江真澄や熊谷医家の紹介をする機会に恵まれた。その過程で、熊谷医家のお宅を繰り返し訪問、東京在住ではあるが足しげく本洗馬に帰省される現当主熊谷進氏には、快く展示史料借用や古文書の撮影に応じていただくとともに、「生々堂」にかかわる貴重なお話を伺うことができた。

菅江真澄 信濃の旅展　平成二十八年
菅江真澄 旅の始まり（没後一九〇年記念展）　令和二年
蘭方医、熊谷珪碩・謙斎展　令和三年
「信州初の集団種痘」をした本洗馬村医師（釜井庵寺子屋塾講演）令和三年
熊谷岱蔵博士と洗馬（釜井庵寺子屋塾講演）　令和四年

熊谷珪碩・謙斎の信州における初めての集団種痘については、昭和三十二（一九五七）年熊谷貞良「信州における初期の種痘」（『信濃』第三次九巻）によってはじめて紹介された。以後青木歳幸は本洗馬に幾たびか足を運んで「生々堂」他旧家の古文書を通読し、「熊谷珪碩・謙斎覚書」（『信濃』第三次二七巻）、「信州における初期種痘と熊谷家」（『在村蘭学の研究』第八章）などによって父子の医療活動やその医療観について詳細な検討を加えている。熊谷岱蔵博士については、昭和四十一（一九六六）年信濃毎日新聞社編『信州の人脈（上）』に、近代信州を代表する五六名の偉人の一人として紹介された。また豊富な岱蔵関連の写真を掲載した宮坂勝彦編

『信州人物風土記・近代を拓く二一、熊谷岱蔵』が、平成元（一九八九）年銀河書房から刊行されている。

ただ残念ながら、初代可児永通に焦点を当てた論考は見当たらない。まして六代にわたる熊谷医家そのものに焦点をあて、その赫々たる業績やその背景をつづった書物はない。なぜ信州の片田舎で、六代二〇〇年にわたりこのような信州あるいは日本を代表する医療業績をあげ続けることができたのであろうか。

本誌では導入としてまず高遠藩洗馬郷における熊谷医家の成り立ちを考察し、その家系と人物について述べた（一章）。今回拝見した熊谷医家関連の古文書の中には、可児永通にかかわる未発表の史料も数多く含まれていたが、これを機会に初代可児永通という人物に焦点を当てた論考を新しく記述した（二章）。

また寺子屋塾で発表した講演録「《信州初の集団種痘》をした本洗馬村医師　熊谷珪碩・謙斎」（三章）と「熊谷岱蔵博士と洗馬」（四章）を、その後の知見も含め追記再編集して掲載した。同時に、熊谷医家六代二〇〇年の歴史を通観し、熊谷医家に受け継がれた思想「医は仁術」や行動「最先端の医療水準を維持」について考察した（五章）。最後に熊谷医家が育まれた「洗馬文化」と熊谷医家をとりまく人物に触れた（六章）。

多くの人びとに気軽に読んでもらいたく、紙数の許す限り写真や図を多く用いた。生来の稚拙な文章ではあるが、極力平易で読みやすい表現を心掛けたつもりである。但し本誌は歴史書である。本格的に熊谷医家の事跡に取り組み始めて三年、調査を進める毎に新しい発見と疑問は尽きないが、現時点での最新情報をふまえ正確性を期したつもりである。本文中の注記については各章毎章末に、参考文献については注記との重複史料も含め、熊谷医家六代の主な事跡を記した年表と共に巻末にまとめて添付した。

信州を代表する歌人・国文学者太田水穂（塩尻市広丘出身）は、自ら主宰した潮音短歌会において、「洗馬は文化村である」と述べたと伝わる。平安中期藤原実資（さねすけ）の日記『小右記（しょうゆうき）』に著された「洗馬の牧」から、豪族三村氏興亡の歴史、菅江真澄旅の始まりの地、江戸で藩財政改革に奔走した新倉伴右衛門などの文人名主たち、民俗学発祥の地と言わしめた本洗馬長興寺での柳田国男の大講演会、はては熊谷岱蔵博士から洗馬焼まで、「洗馬文化」のすそ野は深くて広い。

幸い龍鳳書房酒井春人氏のお世話になり、本年（二〇二二年）四月、「信州洗馬文化史シリーズ①」として『新倉伴右衛門の生涯―松平定信の侍女を妻にした名主』を上梓することができ、大きな反響をいただいた。本誌『医は仁術』はその第二弾として刊行することになった。三つの日本的あるいは世界的といってもいい事跡に関わった熊谷医家「生々堂」の歴史と人物を、広く全国の歴史愛好家が再認識し、偉大な医療業績の背景やその教えに思いを廻らせていただければ望外の幸せである。

二〇二二（令和四）年十二月

中原文彦

医は仁術・目次

凡例

・文中の敬称は基本的に省略させていただいた。
・注記は各章毎章末に説明した。巻末には注記掲載資料も含めて全ての「参考文献」を「五十順」に掲載した。
・和暦から西暦への変換は、該当年度の初回登場時のみとした。戦後の和暦は変換していない。巻末の「参考文献」は、原本奥付などに記載の歴のみを表示した。
・年齢計算について、「太政官布告」が公布された明治六年以後は「満年齢」、それ以前は「数え年」使用を基本とした。但し墓石や古文書に年齢記載のある場合は、そちらを優先した。
・和歌の表示は原文のままとしたが、読みやすいよう濁点のみ加えた。

一章　熊谷医家の系譜

一　本洗馬熊谷医家

高遠藩飛び地洗馬郷

信州高遠藩は、藩祖保科正光の時代から関ケ原・大坂夏の陣・冬の陣と徳川家康に忠勤を励み、徳川家から高い信頼を得た譜代の名家である。元和三（一六一七）年、徳川秀忠の三男正之（幼名幸松丸）が保科正光の養子に迎えられた。翌年小笠原氏の転封によってういた松本藩領一万石（小笠原八万石から戸田氏七万石に）を諏訪藩と按分し、西側の五千石（諏訪藩に加増された東五千石に対して、高遠藩加増分は西五千石と呼ばれた）が養育料の形で高遠藩に与えられた。これが飛び地旧洗馬郷であり高遠藩は三万石に加増されることになった。旧洗馬郷はその後元禄総検地により一万一〇〇〇石の打ち出しとなったため、北側六〇〇〇石は幕府領となり、南の山間の村五〇〇〇石（現在の塩尻市洗馬地区と東筑摩郡朝日村）が飛び地洗馬郷として残り、幕末まで高遠藩の支配が続いた。熊谷医家は洗馬郷本洗馬村下町（しもまち）（現在の塩尻市洗馬元町）にあり、現在も東京目黒在住の末裔進氏が、「生々堂」と名付けられた医家宅を守っている（口絵 i 頁写真）。

「北の松代、南の高遠」といわれるほどに、高遠藩は信州の中でも教育文化に秀でた藩の一つであった。幕末は藩校「進徳館」を設立し、儒医中村元恒らの下、高遠藩学と呼ばれた儒学・

実学の教育に熱心であった。幕末から明治にかけ、中村元起（昌平黌塾頭）、伊沢修二（東京音楽学校初代校長）ら多くの逸材を世に送り出している。飛び地洗馬郷にあった熊谷医家も代々その高遠藩学の恩恵を強く受けてきた。本誌で述べる熊谷医家初代可児永通は、高遠藩学の祖と称される砲術家阪本天山（一七四五—一八〇三）の一世代前、享保六（一七二一）年の生まれである。

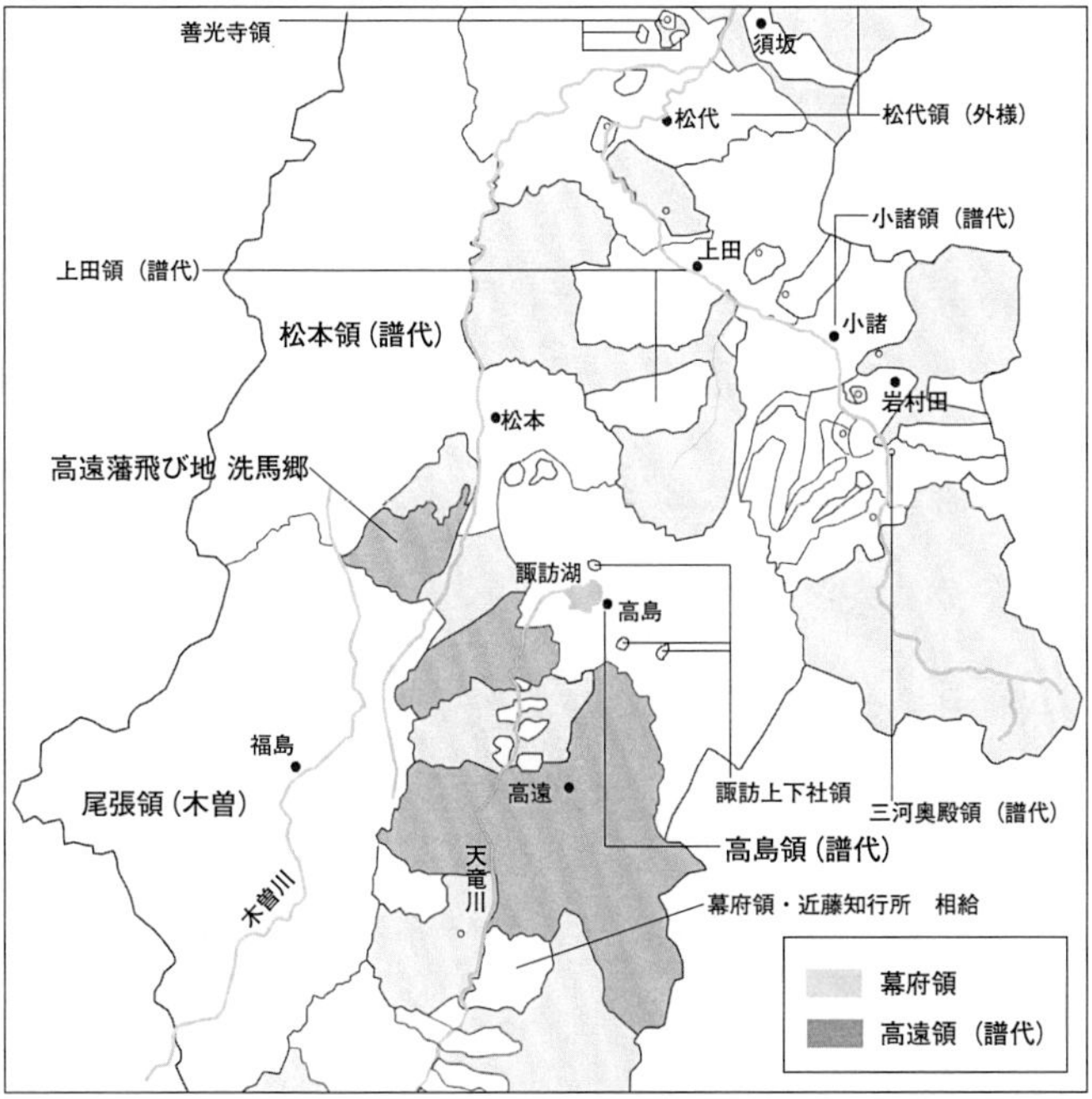

享保15（1730）年所領図（『図説長野県の歴史』より作成）

「洗馬」の名前は、文献上からだけでも、早くも平安時代中期の長和三（一〇一四）年、京都藤原政権の右大臣藤原実資に献上品を納めた「洗馬の牧」としてその日記『小右記』に登場し、鎌倉時代の初期には後白河上皇が創建した蓮華王院（現在の京都三十三間堂）の荘園「洗馬ノ庄」として『吾妻鏡』に登場する。信州中央では洗馬の牧、または庄として開発されてきた最も古い荘園の一つであり、鎌倉末期ころから戦国時代にかけては豪族三村氏の支配するところとなった。

戦国中期の天文二十四（一五五五）年三村一族は、甲府一蓮寺で甲斐の武田信玄に当主長親(ながちか)以下主従二一三名が謀殺されたと伝わる。熊谷医家のある洗馬地区元町は、南朝系であったともいわれる三村氏の居城の一つ妙義山城の城下町でもあり、古代洗馬ノ庄から三村氏そして高遠文化へとつながる、文化的色彩の濃い土地柄でもあった。(注1)

また洗馬郷の地政的特徴として、木曽谷から松本平への出口に位置し、①京都から木曽谷を通過し洗馬宿（新洗馬）・塩尻・諏訪・軽井沢を経て江戸に至る中山道、②洗馬宿から分岐して北に向かう善光寺街道、③塩尻から伊那を通り愛知・三河に向かう三州街道（伊那街道）にほど近く、大町から糸魚川を経て日本海に至る仁科街道が村内を縦断する交通の要衝であったことが挙げられる。

松本藩・諏訪藩・尾張藩の大藩に囲まれた「飛び地」という性格から、公事(くじ)（もめごと）ともなれば江戸で裁許を仰ぐ必要があり、江戸には洗馬郷の定宿があって名主や用人が利用していた。いきおい遠国や中央の情報には敏感にならざるを得ず、初代熊谷医家可児永通が美濃国宮瀬村（中山道沿村）出身であったこととも無関係ではない。

大庄屋制と熊谷医家の成り立ち

洗馬郷は七か村（本洗馬村・岩垂村・小曽部村・西洗馬村・針尾村・小野沢村・古見村）に分かれ、七人の名主によって運営されていた。飛び地であった洗馬郷に代官は常駐せず、本領と離れた七か村を円滑に運営するため、上伊那郷と同様に早い段階から大庄屋制がとられた。大庄屋を中心とした自治権が比較的認められており、小松克己のいう「市民的な自由主義的空気」(注2)が醸成されていた。

洗馬郷の大庄屋には小笠原氏の(注3)譜代につながる由緒を持つといわれる本洗馬村の原、熊谷の二家が就任している。江戸時代前期の洗馬郷の古文書には、そのことを示す古文書が数多くみられる。二人大庄屋制は元文年間(一七三六—四一)には解消し、熊谷大庄屋が退役(注4)となった以後は原家の一人大庄屋制となった。口絵・i頁に両家の現在の様子を写真で示した。

大庄屋熊谷家の系図によれば、熊谷本家筋は代々孫右衛門や九兵衛・彦右衛門を名のっている。また山浦寿「信州高遠藩の飛地支配」(注5)によれば、七左衛門家が宝永六(一七〇九)年に熊谷孫右衛門から自立し年寄筋の家格を得ている。この自立した七左衛門家が、可児永通の婿入りした熊谷七左衛門家の可能性が高い。熊谷本家には、七左衛門から当主への書簡もの(注6)こる。後述する本洗馬大火の折、永通の家(七左衛門家)(注7)も全焼したが、間を置かず熊谷本家彦右衛門の支援で再建していることも、その傍証史料となる。

熊谷医家の系図

熊谷医家六代について、洗馬村古文書委員会『生々堂並常盤屋文書目録』(注8)中の系図に加筆して左表に示した。「生々堂」は文化勲章受章者で「結核の神様」といわれた熊谷岱蔵博士の生家の医家号であり、四代謙斎の代となった安政末(一八六〇)年ころから「生々堂」を名乗ったことが分かっている。「常盤屋」はその謙斎の弟重松が養子に入って家を継ぐなど、熊谷医家とは深い親戚関係のあった本洗馬のお宅であり、熊谷医家のみならず、菅江真澄ら文人の真筆資料も多くのこしておられる。両家所蔵の文書を今後「生々堂文書」及び「常盤屋文書」と表現する。そのほか洗馬村古文書委員会が昭和三十年代に目録を作成した洗馬村の古文書には、「熊谷茂家文書」「中村峡家文書」「熊谷與吾六家文書」「新倉両家文書」などがあり、本誌でも各所で参照している。

（　）内は各人の号

七左衛門娘吉（きち）
（永通）
①可児春誠（一七二一〜一八〇六）〔菅江真澄を食客として遇する〕
②熊谷祐碩（末廣）（夕夕）（一七五七〜一八三三）
③熊谷珪碩（貫）（道一）（光卿）（一七九四〜一八六〇）〔父子で信州初の種痘導入〕
④熊谷謙斎（静山）（直勝）（一八三一〜一八七九）
⑤熊谷陸蔵（録三）（一八五六〜一九三三）
⑥熊谷岱蔵（泰通）（一八八〇〜一九六二）〔結核の神様・文化勲章受章〕

二　熊谷医家の人物と医家号「生々堂」

可児永通

熊谷医家の初代が、歌人でもあり、遊歴の文人菅江真澄を食客として遇した可児永通である。『生々堂並常盤屋文書目録』の序文よれば、七左衛門の娘吉に入り婿し医業をはじめた。子がなく、同じ本洗馬村熊谷孫九郎（屋号は升屋）の弟を養子に迎えた。これが二代目熊谷祐碩であるが、永通一代は可児を名のった。永通は「春誠」とも云う。先行文献では「春誠」を号とした資料もあるが、「生々堂文書」を見ると永通の書簡は壮年期から老年期にわたり「春誠」の名前で記されている。一方、『真澄遊覧記』や本洗馬にのこされた和歌の短冊や断簡には「永通」が使われているので、「春誠」が本名「永通」は雅号である。可児永通については本誌第二章「菅江真澄を食客に（熊谷医家初代可児永通）」で詳述する。

熊谷祐碩

熊谷家墓碑銘には、「夕夕君、同姓孫九郎直勝君の弟、春誠君の養子、天保四（一八三三）年病没享年七十六」とある。狂歌をよくし末廣を号したが、釜井庵西山麓には自然石の大きな歌碑が建立されている。

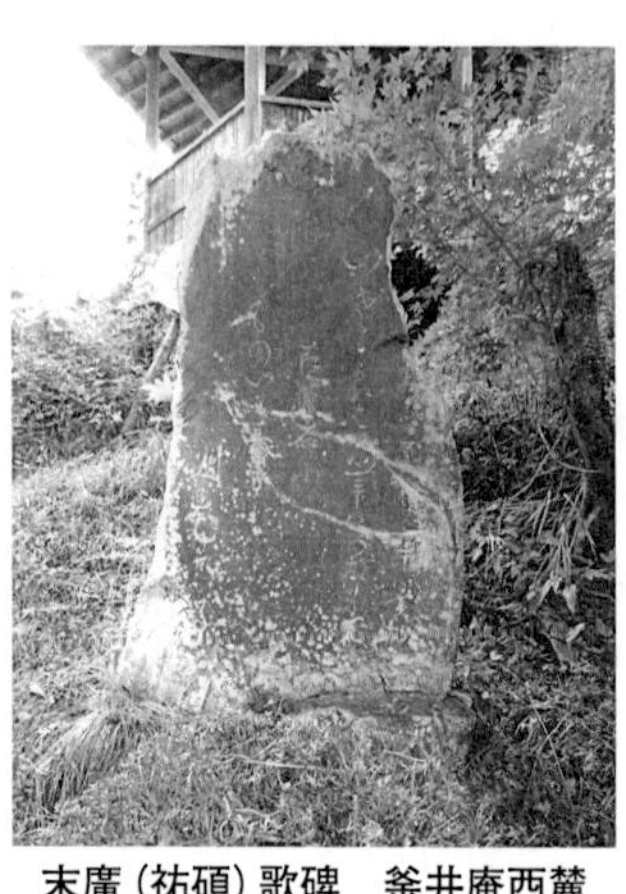
末廣（祐碩）歌碑　釜井庵西麓

いざゝらば筆をのこしてこの石に
ものいはするも月花の事　末廣

また墓誌（令和三年に釜井庵西山麓から長興寺に移された）には左記の狂歌二首が刻まれている。

一刻で千金になる春なればひとまづかへすこぞのかりがね
貰ふ気はなけれど年がくれるからおじぎもならで一つとりけり

本洗馬歴史の里資料館には俳画の掛け軸（口絵ii頁写真）と焼画扁額の二点ものこされている。「貧福茶談（狂歌風の日記）」「露白哀悼狂歌冊子」「手向草（祐碩哀悼の冊子）」などの史料も現存し、また京都の狂歌師からと思われる書簡（常盤屋文書三十六号）もあり、広く狂歌界との交流を覗わせる。

子がなく「物書並」という役職についていた高遠藩士熊谷勇左衛門の子珪碩を養子とした。「生々堂文書」には高遠熊谷勇左衛門より祐碩宛て書簡が二通あり、また高遠藩の箕輪狂歌連の中心人物でもあった中村元恒（号中倧、高遠藩儒学者・医者）から珪碩あての書簡も残っていて、狂歌を通じて高遠藩中との繋がりを深めていったと思われる。珪碩の師であった「高遠藩学の父」中村元恒は安永七（一七八八）年生まれで、祐碩よりは一回り若い。逆に「高遠藩学の祖」

阪本天山（砲術家、周発台を発明した）は延享二（一七四五）年生まれと一回り歳上である。

熊谷珪碩

高遠藩士熊谷勇左衛門の子であるが、文化八（一八一一）年熊谷祐碩の養子となった。珪碩には三つの顔がある。一つは中村元恒を始めとする高遠藩学の影響を受けた儒医学ほか実学の知識人としての顔。二つは、美濃大垣の江馬春齢家を師とする蘭方医としての顔。三つ目は、漢詩・歌をよくし、「道一絶句集（百絶）」「詩歌稽古集」などを記した文人としての顔である。

洋学の知識習得と伝達のためには儒学・漢学の素養が必要であり、留学に先立ち高遠藩の儒学兼医学教授中村元恒に儒学を学んでいる。文化八年から文化十四（一八一七）年ころまで六年間（十八歳から二十四歳）にわたり、大垣の江馬蘭斎の門人となり、洋学と蘭方医学を学んだ。「生々堂文書」には「和蘭語法解（文化十二年刊）」という当時最先端の和蘭文法書があるが、これは江馬家留学時に持ち帰ったものであろう。口絵iii頁に見開きを、次頁に奥付の写真を示した。

帰国後、嘉永三（一八五〇）年から江馬家遊学中の子息謙斎のサポートにより、当地洗馬で集団種痘を開始した。常盤屋文書八五号には、江馬春齢（二代目蘭斎）とその長女細香女史に贈る最晩年の和歌二葉も納められ、生涯にわたる江馬家との交流を物語っている。種痘の詳細は本誌三章「信州初の集団種痘（熊谷珪碩・謙斎）」で述べる。

文人としての珪碩を偲ばせる史料として、唱和歌集「山家（やまべ）のみ湯に浴して（珪碩・乙人・花遥）」（常盤屋文書七四号）がある。史料写真を口絵ｖ頁に、訳文を巻末に示した。また青木歳幸「熊谷珪碩・謙斎覚書」では、文化十五（一八一八）年帰郷交流の文人として、原熊三郎・新倉兎国・熊谷乙人・加藤環斎（注9）を挙げている。原熊三郎（俳号：大巣）、新倉伴右衛門（俳号：兎国）、熊谷長右衛門（俳号：乙人）は、各々洗馬郷大庄屋、小曽部村名主、本洗馬村芦ノ田名主として活躍し、文政五（一八二二）年の洗馬騒動を平和裏に収束させた村役として名高い。また各々俳号をもつ優れた俳人であり、兎国には刊行書『琵琶田集』、乙人には『更科七部集』がある。特に兎国・乙人は没年が万延元（一八六〇）年と熊谷珪碩と全く同一である。珪碩もまた、洗馬文化開花期の中心となり、同じ時代を生きた村有力人物であったことは間違いない。なお、万延元年高遠藩殿様巡村時、帯刀の者五名からの長芋献上者の中に、熊谷珪碩・新倉伴右衛門の名前がみえる（高遠藩殿様名代以下一八〇人が洗馬郷を巡村した。拙稿「高遠藩殿様洗馬郷巡村」）。

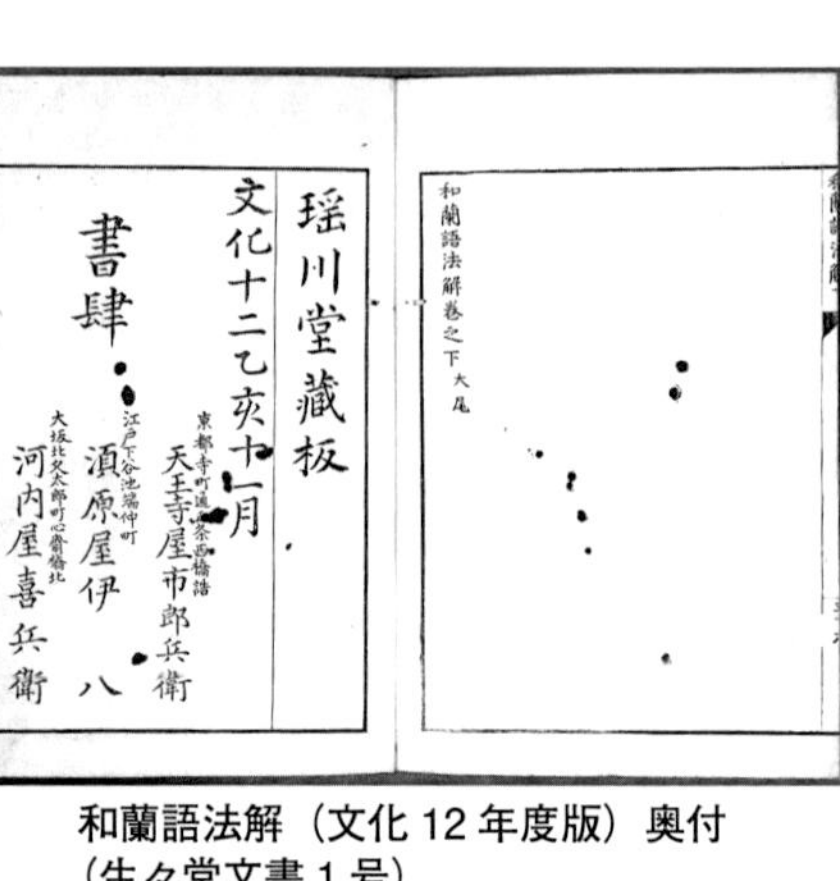

和蘭語法解（文化 12 年度版）奥付
（生々堂文書 1 号）

長芋 30 本献上時の帯刀者（万延元年）
熊谷珪碩・新倉伴右衛門の名前がある。
（新倉両家文書 1140 号）

熊谷謙斎

珪碩の次男ではあるが、熊谷医家を継いだ。兄珪琢は諏訪郡湖東村で医業を営んでいる。弟重松は常盤屋に養子に入り跡を継ぎ、謙斎の娘の一人も常盤屋に嫁に入った。「常盤屋文書」に熊谷医家や菅江真澄などの史料(詩・歌・書簡等文芸系の史料が豊富)が多く保管されているのはその強い姻戚関係からであろう。当地の塩尻市立洗馬小学校には、父珪碩(貫)の七言絶句「新年作」と、謙斎(静山)の七言律詩「晩秋到橋場途中吟」の2篇の漢詩が同じ軸に納められのこされているが、これは昭和十年に常盤屋の当主から小学校に寄贈されたものである。史料写真を口絵v頁に、全訳文を巻末に示した。

謙斎は、嘉永元(一八四八)年五月から嘉永六(一八五三)年十一月まで(やはり十八歳~二十三歳)、美濃国大垣江馬春齢に従い、西洋医流内科を修めた。またそれに先立ち弘化二(一八四五)年三月から嘉永元年三月まで、高遠藩にて都合三か年漢医流内科を学んでいる(「熊谷謙斎履歴書草案」生々堂文書一八六号)。弟の養春も初めは江戸で、後に大垣江馬家で長く修業を積むが、慶応元(一八六五)年江馬家で客死する。『生々堂文書目録』には、四代目江馬春齢(活堂)から養春の病状を知らせる書簡、養春客死の悔み状が記されている。父珪碩と共に、蘭方医術の習得発展に誠を尽くした兄弟であったと言えよう。

嘉永三(一八五〇)年からの信州では初となる集団種痘には、父珪碩と共に多大な貢献を果たした。昭和十年代の洗馬村での勉強会史料『郷土資料第一輯(しゅう)洗馬村』によれば、嘉永三年の当地での種痘実施者は八七名にのぼる。この時謙斎は大垣江馬家留学中であり、初期の種痘の多くは同じく江馬家入門の経験を持つ父珪碩が、留学中の謙斎と医療情報を交換しつつ施術したものと思われる。

本洗馬中村家には、江馬細香女史の掛け軸「梅と月」が保管されている。画賛添え書き「七十三嫗細香得毫」によれば細香女史最晩年七十三歳の筆である。掛け軸裏には由緒書き「当地熊谷謙斎曾て江馬氏ノ門ニ入リ随身、五ケ年余、大ニ得ル所アリ当地方種痘ノ施術ハ同氏ヲ以テ嚆矢（こうし）トス。即此画ハ同氏ノ所蔵ニ係リ安政三年故アリテ直高之ヲ譲リ受ク」が記されている。安政三（一八五六）年は謙斎帰郷後三年のことであるから、留学の記念として謙斎が所持していたものを故あって譲り受けたものであろう。掛け軸の写真を口絵ⅳ頁に掲載した。

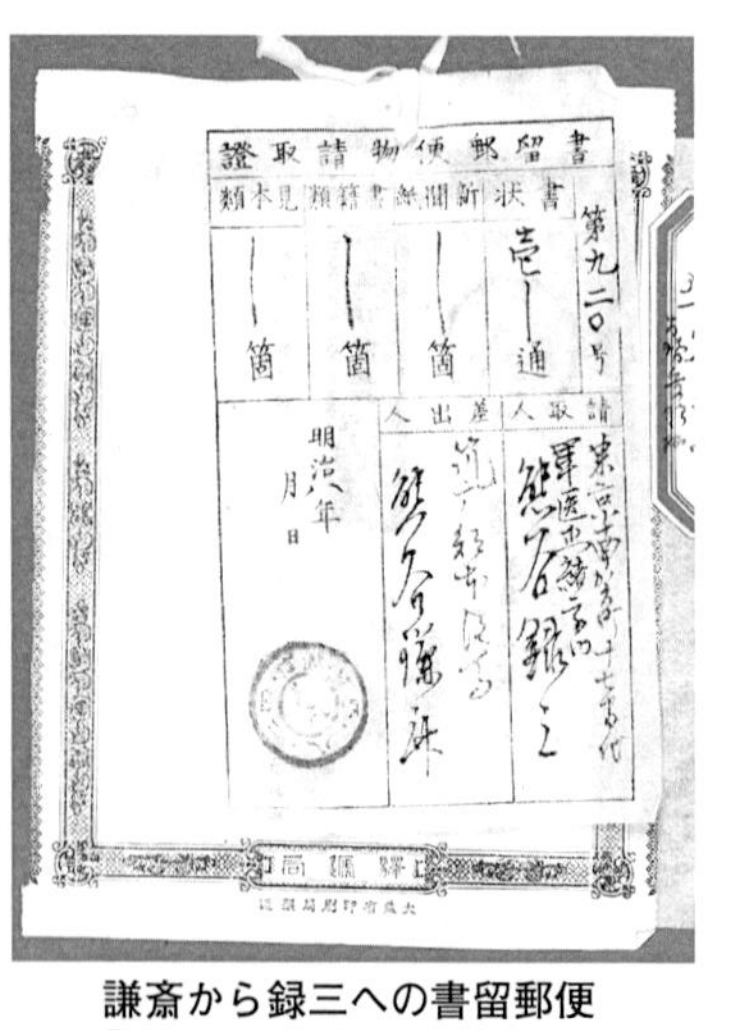

謙斎から録三への書留郵便
「生々堂文書」（187 号）

熊谷陸蔵

熊谷陸蔵は、謙斎が男子に恵まれなかったため、祖父祐碩の生家熊谷家から養子に入り、謙斎の跡を継いだ。熊谷岱蔵博士の父に当たる。謙斎から東京遊学中の録三（陸蔵）へ宛てた七〇銭の書留郵便物（明治八年）」がのこっていて、東京の軍医学校で勉強をしたことが分かる。その後、西南戦争後の熊本で熊本病院に勤務した。「生々堂文書」には在勤中の書簡も数点のこっている。明治十二（一八七九）年、父謙斎が若くして（四十九歳）亡くなったので、帰郷して生々堂を継いだ。自由民権運動結社奨匡社の洗馬村社員であり、明治四十（一九〇七）年からは東筑摩郡医師会の初代会長を歴任した。

熊谷岱蔵

六代目の熊谷岱蔵は、その生涯を免疫学や膵臓内分泌学の研究と結核医療の改革に捧げた。戦時期には東北大学の総長を歴任する傍ら抗酸菌病研究所を設立、国民病・貧民病ともいわれ当時の青年層の最大の死亡要因であった感染症撲滅の先頭に立った。昭和二十七年には文化勲章を受章し、「結核の神様」といわれるほどの功績を残した。熊谷岱蔵については本誌第四章「結核の神様（熊谷岱蔵）」で詳述する。

医家号「生々堂」

生々堂は熊谷医家において代々続く医家号である。江戸期から明治期にかけてのこされている医家号に関する「生々堂文書」「常盤屋文書」をみると、号の推移は左記のとおりである。

天保四（一八三三）年「手向草（祐碩哀悼）」（常盤屋文書五五号）　皓月楼（こうげつろう）

嘉永四（一八五一）年「種痘謝義受納帖」（生々堂文書五一号）　皓月楼

安政五（一八五八）年から七（一八六〇）年「種痘録」（生々堂文書五三号）　生々堂

萬延元（一八六〇）年「種痘謝義帳」（生々堂文書五四号）　生々堂

萬延二（一八六一）年「種痘録」（生々堂文書五五号）　生々堂

熊谷医家第四代熊谷謙斎は嘉永元（一八四八）年五月から嘉永六（一八五三）年十一月まで美濃国大垣江馬家に遊学、西洋医流内科を修め、その後本洗馬に戻り父珪碩から家業を継いでいる。父珪碩が死去したのは萬延元年であるが、実質的に謙斎の代になった安政末ころからは医家号を「晧月楼」から「生々堂」に変えたとして良さそうである。

「晧月楼（こうげつろう）」の晧は、月が晧々（こうこう）と照るなどに使われる。釜井庵から見た奈良井川に映る月は「釜井庵十二景」（「洗馬村」『長野県町村誌』）(注10)に著（あらわ）されるほどであったが、珪碩は「道一絶句集（百絶）」（常盤屋文書三九号）で「皎月（こうげつ）（意味は晧月と同じ）」の文字を使った七言絶句「釜井賞月」を詠んでもいる。村人を晧々と照らし続ける医師でありたいという願いを込めてのものであろうか。

「生々堂」についても残念ながら号のいわれは伝わっていないが、江戸時代後期の京都医家四天王と称された医師中神琴渓（なかがみきんけい）（一七四四―一八三三）の医家号「生生堂」から由来した可能性がある。琴渓は蘭学を学び解剖に参加するなど広い視野の持ち主であったという（『朝日日本歴史人物事典』）。本洗馬「生々堂」の名付け親謙斎も、大垣江馬家遊学中などに琴渓の医説と号を耳にしたことがあり、後日医家号命名の手掛かりにしたのではなかろうか。ちなみに岱蔵博士の小稿「結核治療の変遷（東洋医学と西洋医学の考え方の相違）」（『筆のまゝ』）でも、結核に関連した歴代の単行本として中神琴渓の『生々堂医談』をとりあげ、わざわざ二頁をさいて琴渓の労瘵（ろうさい）（漢方での肺結核）論を紹介している。
岱蔵や子息謙二はその自家本『筆のまゝ』や『雲庵随筆』の中で、たびたび親しみを込めて「生々堂山荘」という呼び方をしている。仙台や東京に暮らしながらも、自らが「生々堂」の医師であることを胸に刻み、また自らを育んだ医家「生々堂」と故郷へ深い愛着を感じていたことは間違いない。

注記

1 百瀬光信「信濃の豪族三村氏のルーツについて」（『平出博物館紀要』第三十七集　二〇二〇年）
2 小松克己「高遠領洗馬郷の農民一揆」（『信濃』第十巻　第十二号　昭和三十三年）
3 「（前略）忠真公御代元和三、播州明石江被為入候節流浪仕候処、御領跡之内洗馬郷五千石高遠城主保科肥後守様御領地ニ相成候得共、御家之御余光ニ而洗馬郷五千石之代官、熊谷孫右衛門、私先祖原喜右衛門江被仰付（後略）信州筑摩郡洗馬郷　大庄屋原熊三郎　文化十一甲戌年十二月」とある（原家文書六七九号）
4 「熊谷家免職の理由としては、享保年間（一七一六～三六）の小曽部山論において、農民側についたためという伝承がある」（『塩尻市誌　第二巻歴史』塩尻市　平成七年　五一九頁）
5 山浦寿「信州高遠藩の飛地支配（一）」（『信濃』第二十六巻　第十二号、昭和四十九年）
6 「請取申脇差之事」（熊谷茂家文書二九九号《元禄十二年》）七左衛門から当主九兵衛宛の脇差請取証文。
7 永通が寛政十（一七九八）年の本洗馬大火の模様を郷里の岐阜に書き送った「本洗馬大火下書」（本誌57頁参照）に、焼失した永通家は類焼をまぬがれた熊谷本家彦右衛門が引き受け再普請したことが記されている。
8 洗馬村古文書委員会『生々堂並常盤屋文書目録』、昭和三十二年
9 加藤環斎は江戸の漢学者・兵学者。文政期二度にわたり洗馬郷小曽部村の新倉伴右衛門家に滞在。漢学・兵学のみならず諸国の情勢を教授した。、珪碩は「道一絶句集（百絶）」（常盤屋文書三十九号）の中で七言絶句「送環斎先生之東都」を詠んでいて、加藤環斎とも交流のあったことが分かる。

10　長野県町村誌刊行会「洗馬村」（『長野県町村誌 南信篇』明治十一年）

26

二章　菅江真澄を食客に（熊谷医家初代可児永通）

はじめに

可児永通に触れた文献としては、菅江真澄の日記文に著された永通に関する記述以外に、内田武志『菅江真澄遊覧記1』(注1)、青木歳幸『在村蘭学の研究』(注2)などがある。永通は美濃国に生まれ薬を売りに洗馬へ通ううち、本洗馬村熊谷七左衛門の娘吉(きち)に入婿し漢方医業を開くようになったこと、菅江真澄の歌友として一か年共に暮らした緊密な間柄、飛騨や木曽山の薬草を採取して医薬を製し医業を行っていたことなどが紹介されているが、永通という人物そのものを対象とした論考は見出すことができない。

平成三年秋、本洗馬歴史の里資料館では企画展「蘭方医、熊谷珪碩・謙斎―信州初の集団種痘をした本洗馬村医師―」を開催したが、その際熊谷医家において、可児永通がのこした古文書を直接拝見することができた。その中には、彼の青年期の生業(なりわい)や諸国遊歴の経験を示す史料、のちの熊谷医家につながる政治的・数学的才能を示す史料が見受けられた。また、寛政十(一七九八)年本洗馬大火時の永通書簡も含まれていて、永通の医師としての暮らしぶりも覗くことができた。熊谷医家初代の永通とはどのような本性を持った人物であったのであろうか。

菅江真澄来村時、歌を詠み交わした可児永通をはじめとする本洗馬の歌人については、柳田国男の校訂本『伊那の中路』(注3)や胡桃沢勘内『旅と伝説』(注4)などで触れられているが、真澄を歌で迎えた当時の洗馬和歌連の成り立ちや構成、その中での永通の立ち位置には触れていない。また、永通は菅江真澄を食客として遇したのであるが、その目的と実態はいかなるものであったのであろうか、本洗馬歴史の里資料館の企画展「菅江真澄展」「柳田国男展」などで入手した本洗馬内外の情報を交えて検討したい。

一　可児永通という人

美濃の国宮瀬村の出

『生々堂並常盤屋文書目録』の序文には、「天明の頃或はその以前、美濃国可児郡宮瀬村の医家可児永通此の地に来り、熊谷七左衛門の女きちに入り婿して家を継ぐ」とある。それを証明するかのように、永通が若いころ逗留した本洗馬の旧宅には、濃州可児郡宮瀬村の可児久五郎（永通の兄と思われる）から、熊谷庄左衛門（熊谷本家の親族）への書簡がのこっている。その書簡[注5]には、繁右衛門（永通の若年時の名前）が長々逗留しお世話になっていることへの感謝の言葉が何回も丁寧に記されている。「美濃国可児郡宮瀬村絵図」[注6]によれば、宮瀬村は南には可児川が流れ、北には東西に中山道が通過して信州にも京阪にも通じ、諸国を巡業するにも行商をしながら本洗馬に顔を出すにも非常に便利な土地柄であった。

若き日の修行と寺社遊歴

今まで論じられていない可児永通の一側面として、若き日の修行と諸国の寺社遊歴の経験がある。「生々堂文書」の可児永通の青壮年期の史料を時代順に並べてみると、

（1）光明真言和讃（真言宗の御詠歌、享保二〈一七一七〉年の写し）最終頁に、「春誠」の署名（生々堂文書一〇八号）

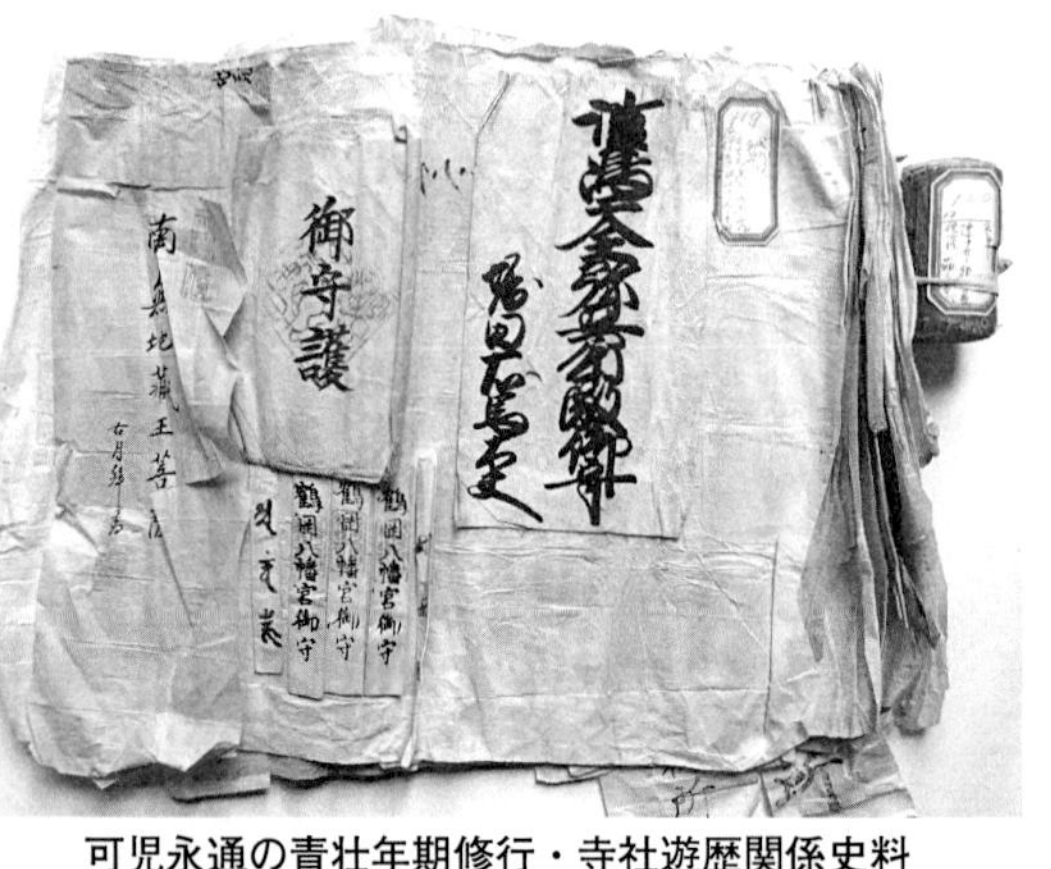
可児永通の青壮年期修行・寺社遊歴関係史料（生々堂文書）

（2）国学研究録筆写本「天地の事、心を知る事、日月の事」（生々堂文書一〇九号）

（3）可児春誠巡歴印・修行録約四〇点（宝暦四〈一七五四〉年伝燈阿闍梨周慶から繁右衛門（春誠）が授かった「九字印大事」、宝暦六〈一七五六〉年栗尾山満願寺十八世大阿闍梨法印猛山から授かった「弘法大師秘密十念」、明和三〈一七六六〉年吉川門人藤原家熊から授かった「神拝進退伝」などを含む）（生々堂文書一一九号）

（4）全国各地の大社参詣護符（鶴岡八幡宮、鹿島大神宮、石清水八幡宮、住吉大神宮、北野天満宮、西宮大神宮など）

（5）傳教大師作と印版された曼荼羅の小軸携帯用長巻物（生々堂文書一二〇号）

これらのこされた資料から、永通が繁右衛門と名乗っていた三十代には真言密教を修行し、四十代になると神道にも興味を示して全国の大社を訪れていたことがわかる。薬の行商人でありながら国学を学び、諸国を巡り加持祈祷や聖も生業にしていたと思われ、菅江真澄が天明期に来村した時も、本草医学ばかりでなく、広い分野で真澄と交流できる基礎知識と体験を持っていたことが読み取れる。

吉に入り婿「くすし」に

熊谷医家の菩提寺本洗馬長興寺にある可児永通の墓碑には「医師可児春誠永道(マヽ)、文化三(一八〇六)丙寅載正月初」と刻まれている。また、本洗馬にのこされた可児久五郎から熊谷庄左衛門への書簡(注7)にも、永通が「売薬師」になることを故郷の親族が大変ありがたがり、宗門手形を所持させることが記されている。永通はこの街道を通り薬の行商などをしている間に、本洗馬では庄左衛門家に永々と逗留、同じ熊谷本家筋である七左衛門に見込まれて「くすし」として娘吉に入り婿した。

吉の墓碑には「文政十二(一八二九)年五月没年八十五　熊谷七左衛門女名吉　可児春誠室」とある。よって生年は延享二(一七四五)年となる。永通の没年は文化三年、生年は後述する熊谷孫右衛門への弔辞から享保六(一七二一)年ころと考えられ、年齢差は二四歳、ずいぶん年の離れた夫婦であり、少なくても永通が四十代になってからの入り婿と思われる。前項から

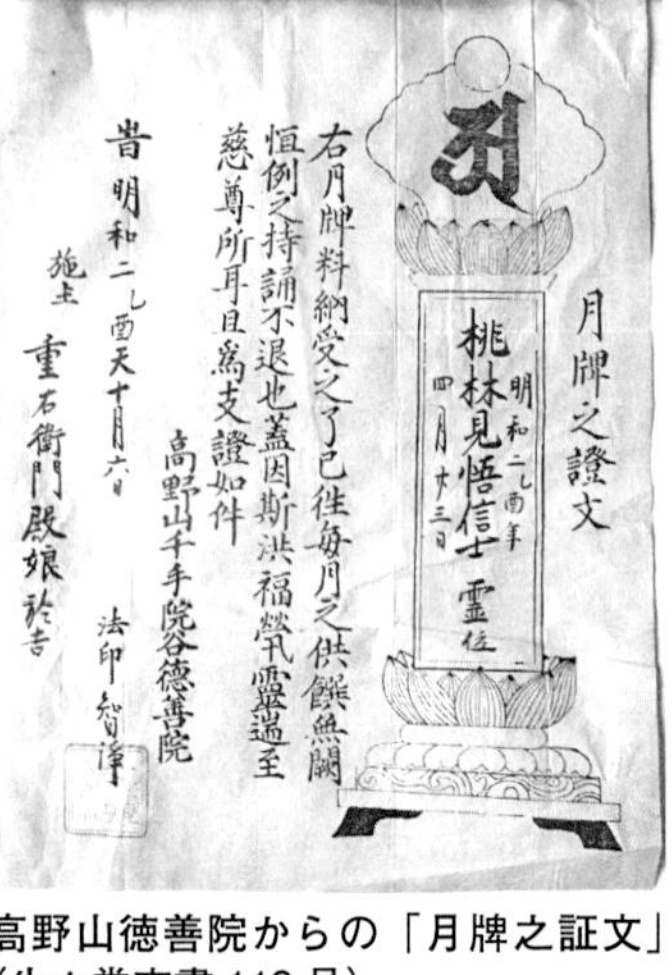

高野山徳善院からの「月牌之証文」（生々堂文書119号）

も、永通の三十代四十代は、薬の行商をしながら諸国の寺社を巡っていた記録が残り、四十代での婿入りとつじつまは合う。「きち」という名前は、江戸後期の本洗馬村の絵図「畑方見取絵図面」（塩尻市洗馬元町大池佐一郎氏蔵）の、本洗馬本通りに面した現「生々堂」の位置（下町）にもしるされている。

一方「生々堂文書」の可児永通関連として閉じられた綴りのなかには「月牌之証文」（明和二〈一七六五〉年乙酉天十月六日　高野山千手院谷徳善院（注8）法院智浄印　施主重右衛門殿娘於吉）があり、吉は高野山徳善院に実父重右衛門の毎月の供養を依頼している。明和二年は吉の二十一歳にあたり、永通の婿入り前後と思われるが、重右衛門は七左衛門の弟にあたり吉の実父（注9）であった。吉は本家の伯父の養女となったことになる。

くすし（薬師）とは、日本でまだ医師と薬剤師が職業として分離していなかったころ、漢方医学の知識を備え、本草学に基づいた調合・治療を行った医師の古称である。天明期ころと思われる永通自身の覚書「午年之暮差引覚帳」（生々堂文書一一八号）にも「一両二分　おせき御袋大病の時参り候代也」として「薬代」が記されている。真澄来村のころは、二代目祐碩とともに本草学の知識に基づく処方・調合・治療を行う漢方医であった。

養父の霊を弔う

永通は、養父七左衛門の死去にあたり、今井村（現松本市今井）諏訪神社の宮司梶原景富に依頼してその霊を弔った。本祭・一周忌ともに、景富から永通への霊祭勤修の報告書が(注10)「生々堂文書」に保存されている。

景富の父、梶原家熊（飛騨国一宮水無神社の大宮司）も勤めに加わり、霊壇に供物や夕朝のお供えを備えてねんごろに弔った。梶原家熊は天明三年九月六十歳の時に、亡父の法要を営むために今井村に里帰りしている。(注11)したがって養父七左衛門の死去はこの年であった可能性が高い。この時、天明三年に本洗馬村に滞在していた菅江真澄は、遠江守となり従五位を授かった家熊に歌「つかへます神の恵に位山のぼりえし身の今はやすけん」(注12)を贈っている。菅江真澄も介在した、可児永通と今井神社宮司藤原家との歌と信仰のかかわりを想起させる出来事である。

数学の才

「生々堂文書」の可児永通関係文書の中には、互助的な金融組合組織「無尽講」に関わる文書が三点ほどある。無尽講は「組合員が一定の掛金を出し、一定の期日に抽選または入札によって所定の金額を順次に組合員に融通するする組織（広辞苑）」である。頼母子講（たのもしこう）とも呼ばれ、本洗馬村の名主仲間でも、将来必要な大金を工面するため無尽講が行われていた。一例として「午年之暮差引覚帳」（生々堂文書一一八号）は横小帖一五枚綴りの覚書であるが、無尽講の参加者は親方（洗馬郷大庄屋原家）をはじめ、彦右衛門、孫右衛門、庄左衛門、久左衛門、浅右衛門など洗馬の多くの名主と年寄格を網羅している。永通の養父七左衛門の名前もある。

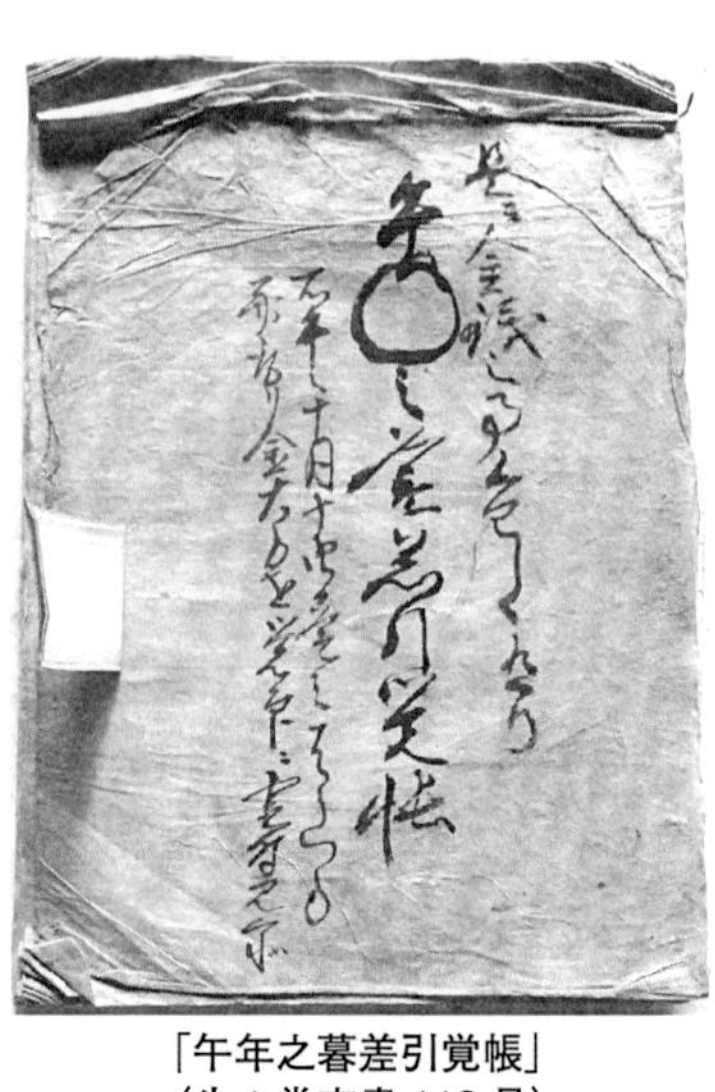

「午年之暮差引覚帳」
（生々堂文書118号）

覚書の書留者は可児永通、数両から数十両単位の銭の出し入れを、複雑な利息計算とともに綿密に書き記していて、無尽講の世話役（事務局）を任されていたことがわかる。並外れた記憶力と数学の才がみてとれ、のち数代にわたる熊谷医家の科学者としての基礎能力の一端を示すものと言えよう。またこのような大金を預かり運用する者として、村の名主仲間からの信頼の厚さも読み取れる。

二　菅江真澄来村と歌人永通

菅江真澄

菅江真澄は「民俗学の魁（さきがけ）」と呼ばれる。宝暦四（一七五四）年三河の吉田（豊橋）あるいは岡崎に生まれたとされている。内田武志によれば、(注13)父が神職をしていたこともあり、回国の旅人（旅芸人や巡礼者）たちに宿を提供し、山岳の伝承や就業の話を聞き、誘われて霊山にも詣でた。また、喝食稚児（禅寺の僧堂で給仕をする有髪の童子）として唱和の歌を身につけた。ここでは多くを語る紙数はないが、真澄は、国学・和歌は吉田の植田義方（植田家は賀茂真淵と姻戚関係がある）、本草学は尾張藩医の浅井図南の指南を受け、漢学や画の素養は名古屋で丹羽嘉言の指導を受けていた。岡崎時代には、製鉄・鋳物関係の知識を学び、石器への関心も寄せている。

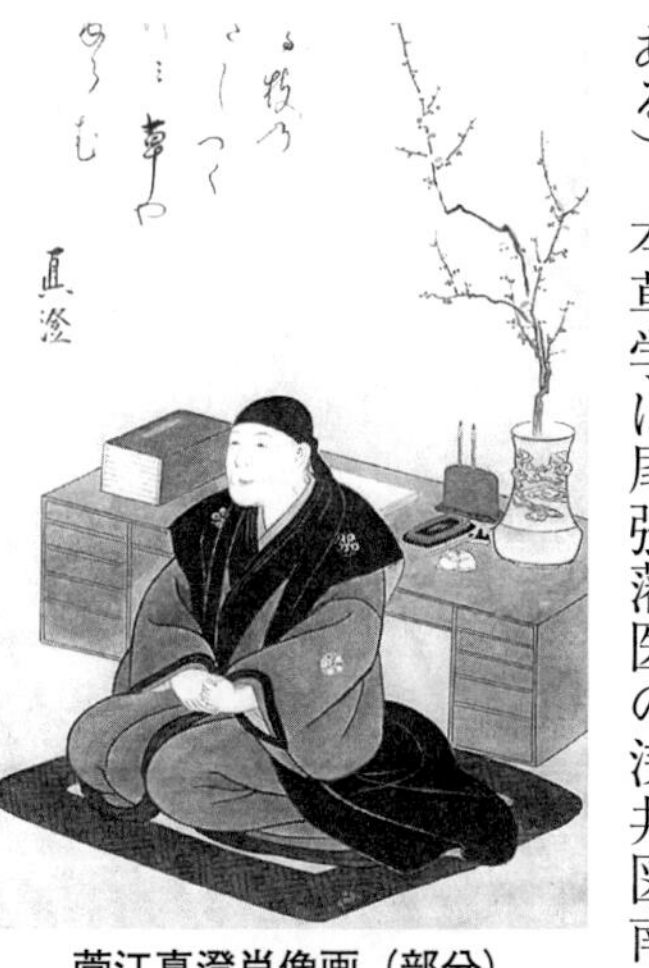

菅江真澄肖像画（部分）
（秋田県立博物館蔵）

そんな知識の修養に加えて、三河を中心に、遠江・駿河・伊豆・相模・甲斐、西方では尾張・伊勢・大和・紀伊・近江・山城・京都に旅している。本洗馬来村の一〇年前安永二（一七七三）年の夏には、姨捨山で月見をし観音堂で二泊。その帰途、洗馬・松本周辺を回り、地方の風流文雅の氏と交わっている。洗馬来村の直前には美濃から木曽への小旅行を行い、馬籠の郷では「百臼の図」を、木曽の御岳では天然痘の隔離を伝える民俗絵図「御岳のもがさ病み」を残した。

菅江真澄が本洗馬村長興寺に、旧知の洞月上人（一〇年前の夏、姨捨の観音堂で二泊した際に寝物語に話をし懇意にしていた）を訪ねたのは天明三（一七八三）年の五月二十四日である。以後一年余にわたり本洗馬に滞在して当地の人々と交流を重ねつつ、信州各地を取材して民俗や自然を記録に残した。その知的基盤の形成度合い・豊富な諸国巡歴の経験からして、無名でこそあったが、当時の日本トップクラスの知識人であったと言っていい。

洞月上人

洞月上人は本洗馬にある長興寺の十五世住職角翁恵端和尚、洞月は雅号である。「和歌秘伝書」（内田武志『菅江真澄全集　別巻二』第五章）によれば、享保二（一七一七）年、松本藩主水野氏の家臣酒井甚七の次男として生まれたが、享保十（一七二五）年の水野氏改易の時、塩尻下西条にある西福寺十二世梅瑞和尚の庇護によって一家をあげて下西条に帰農した。梅瑞和尚も水野氏の臣村松氏の出であった。九歳で西福寺に入って和尚の弟子となり、成道の後、宝暦元（一七五一）年ころ、東筑摩郡山形村上大池の宗福寺四世住職となる。安永四（一七七五）年、五十九歳で隠退して、もっぱら風雅の道をもとめて同郡朝日村古見の草庵（八久保庵）に隠れた。天明二（一七八二）年六十六歳の時、草庵から本洗馬長興寺に迎えられ十五世住職となり、ここで七年間住職を勤めたのち退いて再び古見の草庵に籠った。文化元（一八〇四）年四月十六日に八十八歳で没した。

洗馬郷には、今も上人の手になる書・掛け軸などが多数残されている。この経歴を辿れば、菅江真澄が姨捨の観音堂で二泊した際に洞月上人と語らったのは、安永二年の夏であるから、洞月上人が宗福寺四世の住職であった時のことになる。また本洗馬に洞月上人を訪ねた天明三年には、齢六十七歳を数える老師であった。

洞月上人と和歌については、「京都での修業中、かたわら二条家流の和歌を学んで、明和九（一七七二）年十一月、岡本寂好法師から和歌秘伝（古今伝授）を授けられた[注14]」と伝わる。この二条流和歌秘伝は、天明四年六月、越後を経て奥羽に旅立つ菅江真澄に引き継がれたことがよく知られている。以下、その経緯を明確にするため、該当箇所を、内田武志「和歌秘伝書」（『菅江真澄全集　別巻一』）から引用しておく。

右烏丸大納言資慶卿詠方之一巻従細川氏如前書先祖露底軒宗好相伝又宗好之□家伝有之此道之誠情不浅候故此度書写進覧せしむるものなり可被禁他見候　不備

明和九（一七七二）年十一月　　　露底軒　寂好

洞月老師へ

右伊勢物語口伝壱巻露底軒宗好世々予家相伝秘書也、前段のことく秘密雖異他、此道之信情不浅候にまかせ書写進覧候事に候、ゆめ〳〵不可有多聞事也、　穴賢

露底軒宗好　孫　寂好

安永二（一七七三）年正月十六日

洞月老師へ

右前奥書之通伝授己了テ今附秀雄雅丈誠情浅き者には賢く禁他見もの也

青松山長興寺十五代　洞月　判

于時天明四（一七八四）甲辰六月

秀雄雅丈へ

秀雄は白井秀雄、真澄の青年期の名である。「菅江真澄」を名のったのは文化七（一八一〇）年からであった。秘伝書の経過を見れば、観音堂に二泊した安永二年夏は、寂好法師から和歌秘伝書と伊勢物語口伝を伝授されてから間もなくである。その時も寝物語に語らったであろう寂好法師の消息（武蔵国にいた寂好法師が東北への旅の中途で帰らぬ人になったこと）を、真澄は天明三年本洗馬訪問直後に洞月上人(注16)から聞かされている。また翌天明四年五月東筑摩郡山形村大池の清水寺(注17)の上人を訪ねた折は、寂好法師が洞月上人と共に清水寺の観世音の御前で奉った歌を日記に書き記している。

五月雨の頃、信濃国大池村の辺なる清水寺の観世音の御前にいたりて額づきはべる序に、よみて奉りぬ。

露底軒寂好

時ありてけふ此寺の御仏にのりのえにしをむすぶかしこさ
たのもしな枯たる木にもふたゝびと花を見すべき広き誓は

五月の頃、清水寺にまうでて滝つせの清を見て、

此山のきしねに落る滝つ波心のちりをすゝぐかしこさ
おろかなるこゝろのやみもはれて行清水山の松のあらしに

洞月

上人が洗馬郷の和歌文化育成の最重要人物であったことは間違いない。菅江真澄を洗馬和歌連に紹介したのも、真澄に洗馬和歌連の重鎮であり「くすし」でもある永通を紹介したのも、洞月上人であると思う。ちなみに真澄が滞在した本洗馬釜井庵の初代師匠は丹羽花遷であるが、(注18)洞月上人同様祖父は水野家の改易で浪人となった人物である。その騎射の腕前から、一時は武蔵川越藩主秋元但馬守に仕官し弓手隊長まで務めた。讒言（ざんげん）のため浪人となり、洞月上人のもとに身を寄せていた花遷を、釜井庵寺子屋塾の師匠にと村に推挙したのもやはり洞月上人である。

真澄訪問以前の洗馬和歌醸成

真澄訪問以前の洗馬の和歌文化について記した文献または古文書は、『生々堂並常盤屋文書目録』など地域の古文書や自治体誌あるいは真澄に関する論考を見ても見当たらない。ここでは洗馬和歌連の人々の構成や、信州中南信の和歌文化導入の状況から、洗馬和歌文化醸成の三つの可能性を指摘したいと思う。

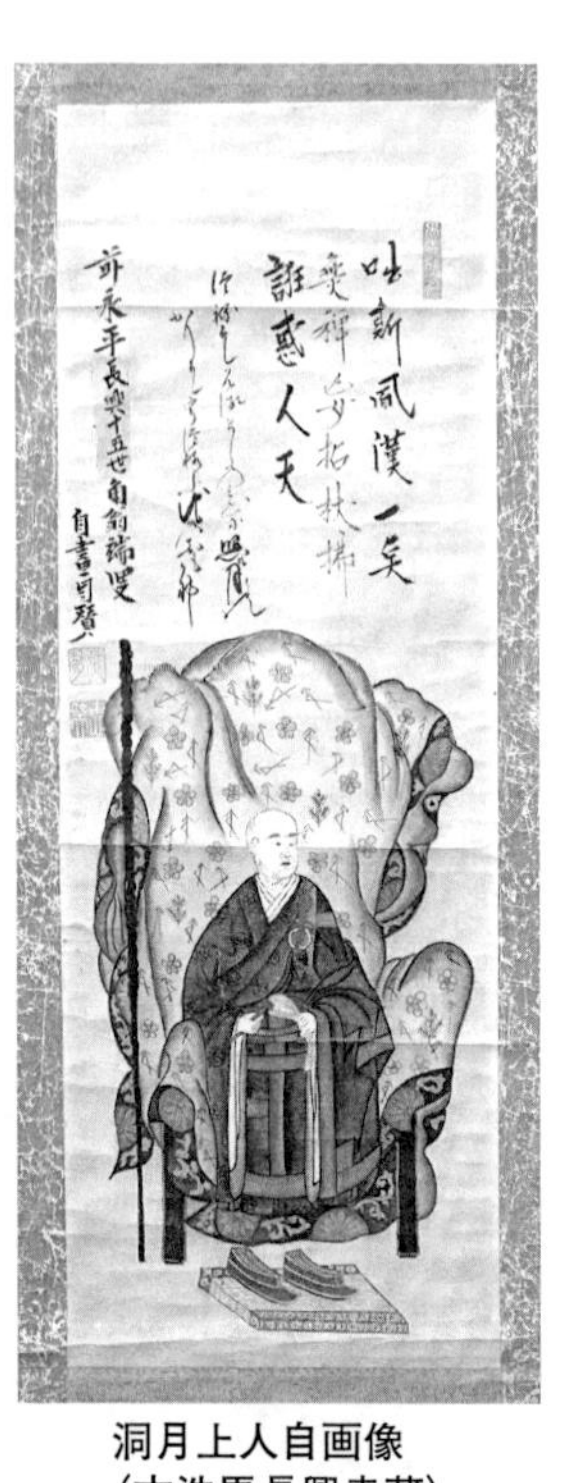

洞月上人自画像
（本洸馬長興寺蔵）

（1）　確実に言える点は、洞月上人を中心とした二条流地下和歌の影響である。長興寺には「宝暦癸酉歳（宝暦三〈一七五三〉年）五月十日角翁三拾七歳にて書」と裏面に墨書された掛け軸がのこる。表面の署名横には「自画自賛」とあるから、洞月上人が宗福寺の住職になって間もなくの歌と自画像である。したがって賛左の署名中「長興十五世」の部分は、後に書き改められたものである。

つねなしはことしの花に照る月のかりにうつろふ池のおもかな

前永平長興十五世角翁端叟　自画自賛

このときすでに洞月上人が、京都での修業中のかたわら二条家流の和歌を学んでいたかは不明であるが、晩年の歌集「青松堂司洞月雑話歌集」(注19)では、夢に現れた京都の小倉山を歌に詠んでいる。

長月二十二日夜夢に宗楽と共に小倉山の紅葉ちりけるを見てよめる

小倉山あきにいろこき紅葉（もみじば）はちるを盛りと人やめて見ん

明和九年洞月上人に二条流和歌秘伝を伝えた岡本寂好の祖父露底軒宗好は京都生まれ。平安和歌四天王の一人と称され二条流の奥義をきわめた澄月も京都を拠点としていた。洞月上人が最後に古見の草庵に隠居していた時に書き写した「俣田氏一周忌諸国勧進和歌」(注20)の中に、その澄月と洞月自身の歌が掲載されている。

京都上岡崎垂雲軒八十三才僜　澄月

袖の露秋の思ひもかきそへて去年(こぞ)の空行月のみそとふ

とはれはて思ひの外の杲(こう)をみし去年も夢なる武蔵野の秋

予も又こえを詠して此台(ママ)の末にそへ侍り　八十一歳翁　洞月

なき人をこふる涙の袖の露移るもうしやむさしの丶月

もろともに月見し人は今更にあまかけるらん玉の行すえ

二条流の澄月一門は十八世紀半ばから全国に広がったが、京都・畿内周辺と岡山県各地以外では、尾張国から天竜川上流方面・信濃にかけて広がったという。青年期から京都で和歌を学び、二条流和歌秘伝書を伝えられ、二条流歌道の奥義を極め平安和歌四天王の一人ともなった澄月とも親交のあった洞月上人。活動の拠点は西福寺・宗福寺・八久保庵・長興寺と三州街道で飯田・上伊那につながる松本平の南部であり、洞月上人を中心とする二条流地下和歌は洗馬の歌人に大きな影響を与えたはずである。

（2）菅江真澄『いなのなかみち』には、七窪（七久保）の里（上伊那郡飯島町）で耳にした、「さん」という名前の和歌をよくする賤女の話が登場する。さんの名前は那須野さん。河野清、桃澤亀とともに伊那の三女と称され、『源氏物語』を借覧したうえで、読後感をそれぞれの和歌で記した『源氏三枕』(注21)を、延享二（一七四五）年秋に著した。評を加えて編集したのは、三人の和歌の師匠依田梅山である。依田梅山は江戸詰高遠藩士依田清太夫の嫡男、元文・寛保（一七三六～一七四四）のころ飯田知久町に仮寓して、近隣の志あるものに国学・和歌を教授したという。さん・亀の没年は各々宝暦八（一七五八）年と宝暦七（一七五七）年、生まれは三人ともに洞月上人よりも早い。洗馬和歌連の隆盛以前から、飯田・上伊那地方は和歌が盛んにおこなわれていた証左でもある。

飯島町は高遠藩上伊那郷のすぐ南側、洗馬郷も飛び地ではあるが高遠藩である。上伊那に入った二条流和歌が、同じ高遠藩の洗馬和歌連の人々を刺激したことは十分考えられる。なお桃澤亀の長子桃澤無宅は宝暦十（一七六〇）年に二条流の大家澄月と師弟関係を持ち、寛政八（一七九六）年には上洛して澄月の垂雲軒を継いだ。

（3）さいごに松本方面の歌人、特に冷泉流歌人(注22)との交流の可能性を指摘しておきたい。「今西行」とも称された二条派一門の似雲法師が竹淵村（現松本市寿）三井武勝邸を拠点に信濃を旅したのは、菅江真澄来村の半世紀前享保十六（一七三一）年五月のことである。白糸の湯への湯あみから、塩尻峠、諏訪湖、大社、御射山祭の見物、そして仲秋の名月を愛でるための姨捨山行など信州各地の名所を訪れた。四か月にわたる滞在中求めに応じて歌会に列し、晩秋九月木曽路を経て帰洛した。三井武勝は武者小路実陰（二条派、従一位）に師事、信州では最も影響力のある歌人の一人であった。洗馬連の歌人はまだ幼少年期であり、洗馬との直接の接触も確認されていない。しかし菅江真澄は、洗馬郷北隣の小俣村（現松本市笹賀）の大和何某宅の屏風に、似雲法師の手になる歌二種を見つけ「この法師、むかし此あたりを通られるけるにや、おかしきながめどもの、ところ〴〵にかい残たり」と記している（「いなのなかみち」『菅江真澄全集一』）。(注23) あるいは洗馬の地を踏むことがあったのかもしれない。

『真澄遊覧記』には松本の四人の冷泉流歌人が登場する。冷泉家中興の祖冷泉為村（一七一二―一七七四）について学んだといわれる松本藩医沢辺雲夢、為村の子冷泉為泰に指導を受けた松本本町の百瀬吉員、北深志の大名主小松有隣、冷泉卿より自宅の滝（手枕の滝）に「松蔭(まつかげ)の滝」と名前を賜った埴原村の百瀬忠雄である。松蔭の滝は『善光寺道名所図会』に、「南埴原村　百瀬氏林泉　松蔭の滝」として描かれている。

本洗馬訪問の一〇年前、姨捨での観月の際、菅江真澄と沢辺雲夢、小松有隣、百瀬吉員の三人とは「月のむしろにかたらった」仲であった。訪ねてみると小松、百瀬の二人はすでに亡く、塚（土を小高く持った墓）を訪れて歌をたむけている。細川順子が「菅江真澄の和歌の位相」（『菅江真澄研究九四号』）で指摘するように、菅江真澄も冷泉流の歌を学んだ人とすれば、松本の三人の観月歌会の日程に合わせて姨捨に旅立ったのかもしれない。

松本の四人の冷泉流歌人と洗馬和歌連の交流を示す直接的資料は限られるが、洗馬連のリーダー格直堅は、天明三年の七月二十五日、菅江真澄と共に忠雄の家に宿り歌を詠み交わしている。また昭和十五（一九四〇）年、本洗馬釜井庵の仏壇の背後から、沢辺雲夢の描いた肖像画の巻物が発見された（64頁写真参照）。菅江真澄との関係から、柳田国男(注24)はこの人物像を菅江真澄かと疑い、随分洗馬や松本の史家に手をまわして調べたが、確定できぬまま現在に至っている。洗馬郷と釜井庵は歴史的にも松本藩(注25)とは深いつながりを持っている。冷泉流歌人四人は直堅や永通とは同時代かそれ以前の歌人であり、洗馬連和歌文化の育成に浅からぬ関りをもってきたとみるのが自然であろう。

来村時の洗馬和歌連

『真澄遊覧記』に登場する本洗馬村歌人を最初に全国に紹介したのは、日本民俗学の創始者柳田国男である。胡桃沢勘内を中心とする東筑摩教育会の人々は、柳田国男の指導のもと「真澄遊覧記信濃の部刊行会」を組織し、昭和四年八月から五年九月にかけて、カラーの復刻本『来目路の橋』『伊那の中路』『わがこゝろ』『いほの春秋』を全国に先駆け次々と刊行した。柳田の校訂本もセットで刊行されたが、「地名と人名」が、校訂本『伊那の中路　わがこゝろ』（昭和四年十二月）の付録として加えられた。『真澄遊覧記』に登場する本洗馬村歌人は、この「地名と人名」の中にほとんど登場している。

時を同じくして胡桃沢勘内は、本洗馬村の「真澄遊覧記信濃の部刊行会」委員でもある大池蚕雄や中村盛弥らとともに、主な本洗馬村歌人の墓巡りをし、「本洗馬の郷」（『旅と伝説』昭和四年十二月号）では地元郷土史家の目でより詳細な説明を加えている。また俳人宮坂静生は、「菅江真澄とその影響」（『塩尻市誌　第二巻歴史』第九章第二節）において、菅江真澄に影響を受けた本洗馬村歌人について、文芸的な目で考察を加えている。

以下、洗馬和歌連の構成を明確にするため、『真澄遊覧記』に登場する本洗馬村とその周辺の歌人の職業と年代を先行文献などから挙げておく。但し、永通の生年は本節「終生の友熊谷孫右衛門直堅」に述べる理由で享保六年とした。

洞月上人　長興寺十五世角翁恵端　（享保二〈一七一七〉年～文化元〈一八〇四〉年）
熊谷直堅　本洗馬村名主・酒造業　（不明　～寛政十二〈一八〇〇〉年）
可児永通　医師　（享保六〈一七二一〉年～文化三〈一八〇六〉年）
三溝隆喜（たかよし）　本洗馬村名主（高遠藩在仕送役）　（不明　～天明六〈一七八六〉年）
里見義親　医師（琵琶橋辺在住）　（不明　～寛政十二〈一八〇〇〉年）
備勝　本洗馬の歌人　（詳細不明。『真澄遊覧記』への登場回数も残された直筆も多いが）
三溝政員（まさかず）　農業、後寺子屋塾師匠　（宝暦十三〈一七六三〉年～文政八〈一八二五〉年）
松沢吉重（よしあつ）　槻井泉神社宮司　（宝暦十三〈一七六三〉年～天保十二〈一八四一〉年）
熊谷直昇　芦ノ田村名主　（不明　～天保五〈一八三四〉年）

洞月上人も含めた前半の五名がほぼ同年代、後半の三名は一世代ほど若い。菅江真澄の姨捨観月旅行『わがこころ』に同行したのは直堅であるが、帰村後歌会を催している。参加者は洞月・直堅・永通・義親・備勝、各自五から六首の歌を詠んだ。この五人と隆喜が洗馬連の先輩格であろう。

洗馬和歌連の重鎮可児永通

可児永通が熊谷孫右衛門直堅をリーダーとした洗馬和歌連の中心人物であったことは間違いない。（注26）

真澄が長興寺の洞月上人と昔語りをなつかしんでいた天明三年五月二十七日には、八橋の近くに住む熊谷直堅と琵琶橋の辺に住むくすし里見義親が、早速真澄を訪ねてきて歌を詠みかわした。翌二十八日には、洞月上人に紹介されたのであろう、真澄がくすし可児永通の家を訪ねて歌を詠みかわしている。永通が「五月雨のふりくらしたるこの宿にとひ来る月のかげもはづかし」と詠んで、「老のひがごと」といって差し出すと、真澄は、「さみだれのふるきをしたふ宿なればさしてとひよるかげもはづかし」と返している。

永通の和歌は『真澄遊覧記』（「いなのなかみち」「わかこゝろ」「すわの海」「来目路の橋」）の中でも、直堅や三溝政員とならび最も多く取り上げられている。永通はこの年六十三歳。家業は概ね祐碩に譲り、洗馬和歌連の重鎮として、菅江真澄との歌の交流を楽しんだであろう。永通の直筆の歌は、掛け軸や短冊として地元に多くのこされているが、ここでは菅江真澄と詠んだ代表的なものを上げておく。なお、秀雄（菅江真澄）の歌を含む資料は、令和三年塩尻市指定有形文化財に指定された。

九月十三夜

雲はれて後の月こそさし出れしなとの風の神のめぐみに　永通

しらきくのしらぬくまさへあらはる丶世に長月のけふのこよひは　秀雄

（掛け軸、塩尻市立洗馬小学校蔵　口絵ⅱ頁写真）

夕月夜雲にほのめく影ながら垣根さやかにてらす卯花　秀雄

杜卯花

夕間暮雪かとぞ見る白妙を立よりぬれば杜の卯花　永通

（和歌断簡、常盤屋文書　155頁写真参照）

政員のぬし妻むかへける日よみて送る

名世竹のふし間も長きよをこめて猶ちぎりけん末の栄を　永通

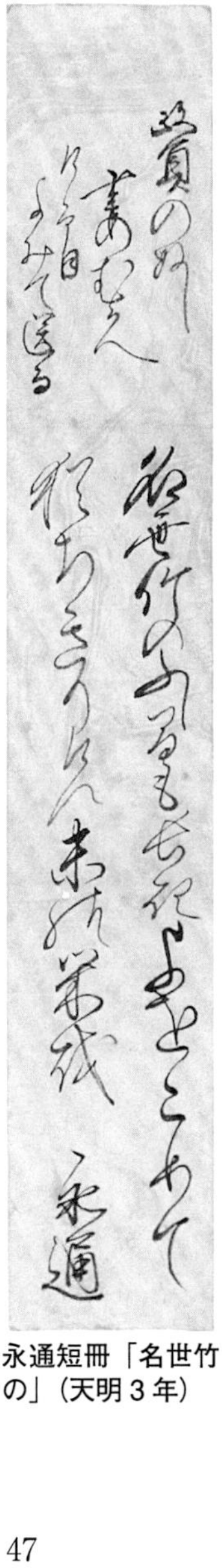

永通短冊「名世竹の」（天明３年）

しはす中の頃政員のぬし
めむかふるわざと丶のふる日よみて送る
しら雪の鶴の毛衣かさね来てすゑ契らんちとせふるまで

秀雄

（和歌短冊、中村峡家文書）

終生の友熊谷孫右衛門直堅

可児永通ともに大庄屋熊谷家から分かれた年寄筋であり、家柄としての親戚付き合いもあったのであろう。熊谷孫右衛門直堅は可児永通とほぼ同じ時代を生きた、終生の友であった。菅江真澄の歌の師洞月上人を除いては、真澄と歌の交換をした最初の本洗馬の住人であり、菅江真澄の姨捨への旅にも終始同行している。『真澄遊覧記』中に掲載された応答歌も、本洗馬の歌人の中では最も多い。

また寛政七（一七九五）年諏訪大社へ歌旅行をした洞月上人は、随行者を「直堅門の婦人可臨」とその歌集「青松堂司洞月雑話歌集」で表現しており、天明・寛政期洗馬和歌連のリーダー格であったのは間違いない。釜井庵の北西山麓にある墓碑には「寛政十二（一八〇〇）年庚申三月廿九日　熊谷孫右衛門直堅」とある。

直堅の一周忌にあたり、永通がその仏前に供えた歌と弔文（熊谷與吾六家文書二八六号）からは、無二の親友であった直堅に寄せる憶いが伝わってくる。和歌中「実明」は、直堅の歌号である。なお、この歌と弔文から永通の生年が享保六（一七二一）年ころであることも分かる。

年をへて涙つきせぬ巾〳〵も昼出の別れのおそはやぞうき

酉之（一八〇一年）三月廿九日仏前にて

有りし世のすがた有り〳〵拝しつゝうれしさあまり涙こぼれて

天地の内のまことお実明なおこの末の氏子繁じやう

八十一ノ翁　永通

可児春誠

熊谷孫右衛門様

ここでは洗馬に残る「中村峡家文書」（第七号）の巻物「真澄を囲む人々」から歌人直堅を追ってみたい。洞月上人直筆の断簡には、

夏の初、直堅秀才の予かくれがをとひこしことの嬉しく、折しも椎の葉にもるかれひもなければ、いと侘しとてかく

かくれがをとひこし友もかくまでにうすきけぶりをあはれとや見ん

洞月

可児永通直筆の断簡には、

直堅秀才の友なへば、都の方へ行侍り給ふ折柄、馬のはなむけに和歌を送り給ふに、おもは

ざりき雲の上人の御手にふるゝ事寔(まこと)にこの道のかしこさ、予またひなびたる歌の葉をつゞり賀し侍るならん

春の葉の花咲そむる時をえて都の空に匂ひこそすれ

天明三つの春　　　　可児永通

餞別として送った和歌が、思いもよらず「雲の上人」に触れることになった件は、「いなのなかみち」(注27)(『菅江真澄全集一』)にある、三溝隆喜の子が伊勢参りの帰途、都にのぼり宿をとったとき、直堅の和歌が「今城何がしの君」の添削に預かったことを指しているのであろう。柳田国男も「地名と人名」(校訂版『伊那の中路　わがこゝろ』)の中で今城某を取り上げ、「藤原氏系図によると、花山院家の分脈に今城氏がある。(中略)定興、定添とつゞく、その何れかゞ直堅を添削した人であろう」と記しているが、直堅の日記によれば、今城氏を通して歌を実際に添削したのは中山大納言卿である。また本洗馬に残る古文書の中には、「江戸勤め孫右衛門宛　在村の久左衛門よりの私信」(熊谷與吾六家文書三〇〇号)、「大庄屋原熊三郎より出府中の熊谷孫右衛門へ消息」(熊谷與吾六家文書三〇一号)などの書簡もある。京都の「かしこき」歌人とも通じ、江戸勤めも経験した秀才の誉高き名主であり、洗馬和歌連を率いるにたる十分な資質を備えていたことがわかる。

孫右衛門直堅の肖像画と辞世の句が書かれた掛け軸も伝わっている。掛け軸の画と賛からは、いかにも実直そうな直堅の姿が伝わってくる。賛の右下「実明」は、直堅の雅号である。

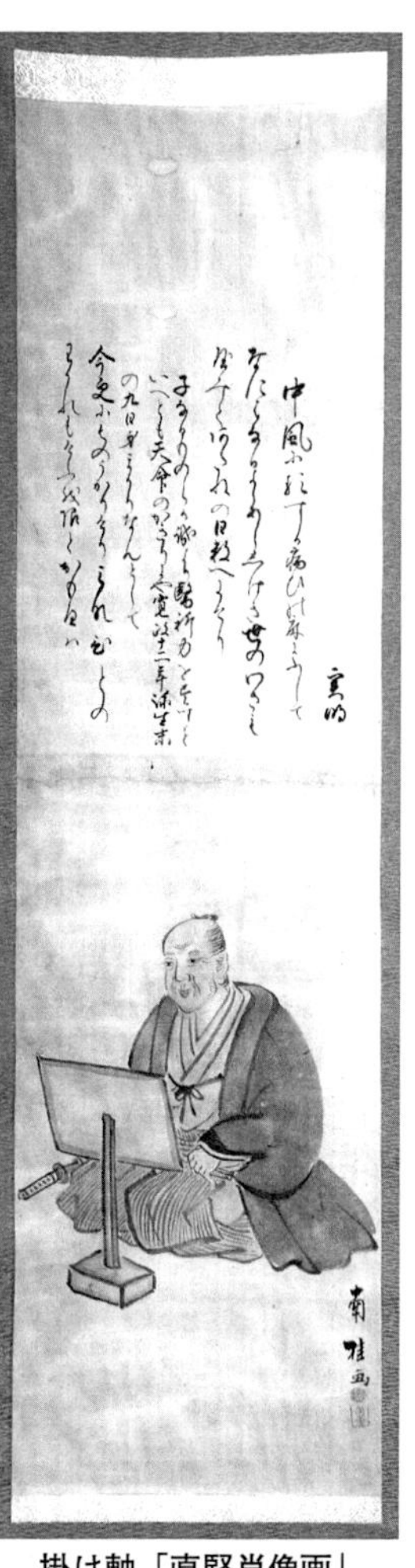
掛け軸「直堅肖像画」（寛政12年）

中風に類する病ひの床にふして　実明
なにはなるよしあししげき世のわざもやみてあだねの日数へにけり
子なるものらの誠より医祈力を尽すといへども天命のかぎりにや、寛政十二年弥生末の九日見まかりなんとして
今更にものうかりけりみなひとのわかれもけふを限とおもへば

三溝政員

永通や直堅からは四十歳以上の若輩であったが、真澄を「まぐさ苅る鎌うちおける夕毎に其許にとぶらひて」、『源氏物語』『竹取物語』を読み和歌の道を学んだとその手記『政員の日記』（柳田国男校訂『菴（いほ）の春秋』）に記している。深く真澄に親炙（しんしゃ）し、真澄の越後から奥羽への旅立ちにあたっては、松本、山辺、筑摩の湯まで一人同行し惜別の歌をのこした。

いとつらき別をやせん玉ほこの道のちまたのこのもかのもに　秀雄
別路のちまたに残る言の葉を又逢ときにかくとかたらん　政員

のちに手習い師匠となり、一男は夭逝したが、一女は手習い師匠となり政員の跡を継いだ。その政員の娘に教えを受けた一人に、天台宗本山派密蔵院（本洗馬村）の第十代であり、明治維新により教育家に転じた歌人・書家、大池観由がいる。その孫が大池蚕雄（さんゆう）。「真澄遊覧記信濃の部刊行会」委員として『真澄遊覧記』の復刻に強くかかわり、東筑摩教育会会長・洗馬村村長を歴任し、膨大な『洗馬村古文書目録』の編集者の一人として洗馬文化を後世に伝えた教育家である。洞月上人・菅江真澄・熊谷直堅・可児永通から三溝政員らへと受け継がれた洗馬文化は、柳田国男、大池蚕雄らの中興の時を経て、現代の洗馬にも文化の深層に生きているのではと思う。

三　くすし永通

本草学の興隆

くすし（薬師）とは、漢方医学の知識を備えながら、主として本草学（ほんぞうがく）に基づく調合・治療を行っていた医師の古称である。本草学は「中国の薬物学で、（注28）薬用とする植物・動物・鉱物の、形態・

産地・効能などを研究する学問。日本では江戸時代に全盛をきわめ、中国本草書の翻訳・解釈にとどまらず、日本に自生する植物・動物などの研究に発展した」ものである。

可児永通は三十代から四十代、真言密教や神道に傾倒し、全国の寺社を巡り祈祷師や聖（ひじり）めいたことをしながらも、薬種（漢方薬の材料）の行商を生業の一つとしてきたであろうことは、本誌二章「若き日の修行と寺社遊歴」でのべた。それはまさに江戸時代中期の本草学勃興期と軌を一にするが、ここではまず青木歳幸『江戸時代の医学』[注29]を参照に、本草学興隆の経緯を概観しておく。

江戸時代前期の農村医療は、上下貴賤を問わず畏怖すべきものであり、農民の疫病対応策の一つは観音堂再興などの信仰であった。村の医師も極端に少なく、農民の医療は、医師による医療よりも、祈祷などの宗教的医療行為や、民間に伝わる経験的医療行為が主であった。養生への一般的な関心が高まるのは、正徳三（一七一三）年に、筑前福岡藩の儒学者貝原益軒が『養生訓』を刊行し、八十余年の人生を生きた経験から、主体的な精神的修養と自然療法による無病長寿の健康法を説いてからである。

一方、享保元（一七一六）年に将軍に就任した徳川吉宗は、医学の分野でも積極的な医療政策を展開した。薬草・薬種の国産化を意図して、日光今市の朝鮮人参植場や駒場薬園を設置、享保六（一七二一）年には小石川薬園を拡大し、翌七年には薬園内に小石川療養所を開設している。こうして、享保から宝暦期にかけて、全国産物調査の進展、商品経済の進展、地場産業の発展により、薬草・薬種への需要が高まっていった。宝暦十三（一七六三）年の松本での中馬輸送荷物を見ると、木曽街道を通り名古屋と行き来する荷物には薬種が多い。山野の多い信州からは名古屋・関西方面へ地薬種が、名古屋からは製品としての薬種が一五〇駄ほど出荷移入されていたという。

永通と本草学

可児永通の生年は享保六（一七二一）年と推定され、宝暦期（一七五一〜一七六四）は永通が全国の寺社を巡り歩いていたただ中である。木曽街道（中山道）に、生まれ故郷の美濃可児郡と松本平への出口にあたる本洗馬の間を薬種を持って行きかう永通の姿を見ても、十分うなずける時代背景である。それを証明するのが菅江真澄の随筆集「ふでのまにまに」にある「ぼうたむ」の記事であろう。

「牡丹をぼうたむとは『枕ノ冊子』によめり。（中略）また美濃国の医師（くすし）可児春誠といふ人、信濃ノ国にて語りしは、悲陀山（ひだやま）また岐蘇山より牡丹皮を採らせ薬につかひしが、其気つよく一とせを経て用ればいとよしといへり（後略）」とある。「またかのくすし可児氏の物語に、（中略）美濃飛騨の奥山の幽谷には牡丹はあれど木も細く花も少（ちいさ）く、花はうす紅と紫と白花多しといへり」（注30）ともある。牡丹の根皮を乾燥させた牡丹皮（ボタンピ）は、漢方の消炎・鎮静剤として現在も使用されている。

可児春誠（永通）が、美濃にいた時代からくすしを生業にしていたこと、詳しい本草学の知識を持って、木曽山の牡丹皮を医療に使いこなしていたことがわかる。おそらく美濃・木曽の牡丹皮をはじめとする生薬を、寺社巡りをしながらも街道沿いで売り歩き生計の足しにしていたのであろう。

真澄と本草学

一方の真澄であるが、「真澄が故郷を出立してから四十年もたって七十歳になってから、かつて白井家（菅江真澄の青年期の本名は白井秀雄）に伝わる秘薬の製造方法をもらしている」[注31]。これは幼い時から医療に関心を持っていた証左でもあるが、随筆集「ふでのまにまに」の「柏原が太刀」の記事には「おのれいと〳〵わかかりしとき、それのとしの五月五日、薬狩(くすりがり)すとて近江の肝吹山（伊吹山）に人にいざなはれ登りしかば（後略）」[注32]と記されている。すでに幼年のころ（宝暦の末ころにあたる）に伊吹山に薬草採取にいざなわれ登山をするほど、本草学には興味があったのであろう。ちなみに伊吹山は現在も、「米原市伊吹薬草の里文化センター」や園内には「伊吹薬草湯」などがあり、伊吹山産薬草が販売されているほど、古来から薬草の宝庫として知られていた。

真澄は寛政七（一七九五）年青森県津軽領にはいり東西南北を旅するが、寛政九（一七九七）年には津軽藩校稽古館の薬物掛かりを任命され、津軽郡の深山を採薬にめぐっている[注33]。これは、「ちょうど津軽藩校稽古館に医学課が設けられたが、その時たまたま津軽を旅していた真澄が本草医薬にふかい知識をもっているのをみこまれたためだったという」。また長期滞在した秋田では、晩年「金花香」という膏薬を作って売り出している。

内田武志は、真澄が生涯の旅に出る前の二十歳代のころ、名古屋の医師・本草学者浅井図南の家に弟子になっていたと想像している。(注34) 浅井図南は京都で、小野蘭山の師として有名な本草家松岡恕庵について学んでいた。小野蘭山は江戸時代わが国で最も整備された本草書・薬物研究書として版を重ねた『本草項目啓蒙』四八巻（一八〇三〜一八〇五）を著し、シーボルトが「日本のリンネ」と評価した人物である。(注35) 天明三年本洗馬に入った菅江真澄は、当時としては最先端の本草学の基礎理論と採薬・施薬の知識経験を携えてきたといっても過言でないと思う。

本草学を通じた邂逅（かいこう）

真澄にくすし永通を紹介したのは洞月上人であると考えられる。では真澄は、滞在中なぜ、歌人の中でも洗馬連リーダー格でかつ名主役の熊谷直堅家、もしくはもう一人のくすし里見義親の家に世話にならずに永通の世話になったのであろうか。ひとつは、お互いに強い遊歴への志と経験があり、国学や日本中の寺社について語り合える広い知識と経験を有していたことが、二人を結び付けた大きな要因であろう。そして何よりも、永通にとって、本草学の基礎理論を学び地薬種採取を全国で経験してきた菅江真澄と寝食を共にし語り合うことは、最新の医療情報を得るうえで絶好の機会であったと考えられる。

遊覧記「くめじのはし」における真澄旅立ちの一節で真澄は、「可児永通てふくすしの、あがやどに、たびごろもうらぶれやすめよなど、(注36) 夏野の草のねもごろにいへれば、いざ、ひと日ふつかもありなんと思ふほどに、」(注37) とつづっている。「夏野の草」は「夏草が生い茂るように盛んに」という意味であろうし、「ねもごろ」は「懇ろ」の古語である。可児永通がしきりにわが家への滞在を薦めた様子が表現されている。真澄との別れの歌は、永通が本洗馬和歌連の歌人に先んじて詠んだ。

屋戸のぬしかにながみち（永通）

行旅をめぐりも帰れこの里の馴れしわがやを栖家とはして
となんありける歌の返し（真澄）

たび衣たち別てや行ほどもなれにし宿にとく帰りこん

日本での本草学が勃興期から成熟期を迎えようとする天明期、若くして国学と本草学の修行を終え、その知識を持って辺境の地の暮らしと風俗を自らの目で確かめようとする新進気鋭の知識人「菅江真澄」と、青壮年期に国学を学び寺社巡歴を経験した草莽のくすし「可児永通」が、洞月上人と歌を介して本洗馬の地で相まみえたということであろう。

「本洗馬大火下書」にみるくすし永通の暮らしぶり

永通のくすしとしての実生活は『真澄遊覧記』には記述されていない。が、参考になる史料として、寛政十（一七九八）年の本洗馬大火における永通家の史料がある。永通が大火の模様を郷里の岐阜に書き送った下書き（二月二十六日付け、以下「本洗馬大火下書」）であるが、大火に関わること故にか「生々堂文書」にも採番されておらず、昨年の本洗馬歴史の里資料館企画

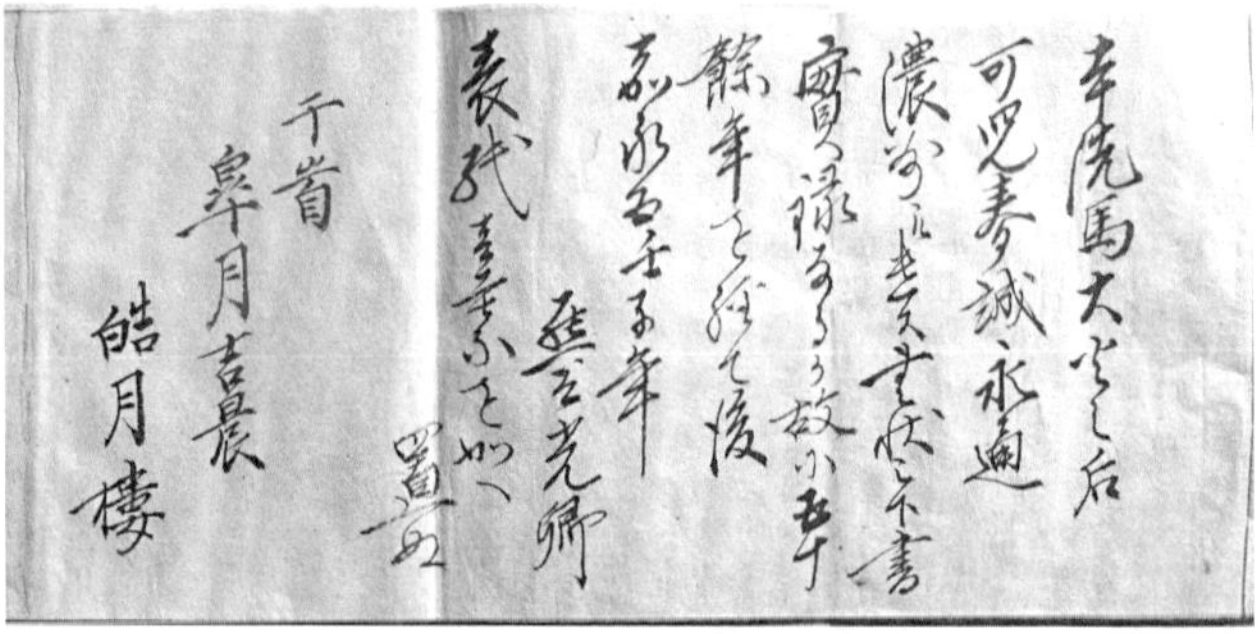

展「蘭方医、熊谷珪碩・謙斎」の資料借用の際、偶然目に留まったものである。資料は「抗酸菌病研究所」の封筒の中に保管されていたから、熊谷医家六代熊谷岱蔵博士が大切な先祖の記録として、未公開扱いで保管していたものかもしれない。史料には三代熊谷珪碩（号：光卿）の表書き「本洗馬大火の后、可児春誠永通濃州へ遣わす書状の下書、実録なるが故に五十余年を経て後、嘉永五（一八五二）壬子年　熊谷光卿　表紙壱葉を加へ置ぬ　干旹皐月吉晨皓月楼」が追記されている。今回、現当主の了解をいただき、永通に関した内容のみ公開させていただく。

「本洗馬大火下書」によれば、本洗馬村に甚大な被害を発生させた本洗馬大火は、正月十三日酉過ぎ（十八時ころ）に発生した。全焼一三九軒とあるから、『塩尻市誌　別冊　集落の歴史』の記録にある寛政十年一月の本洗馬大火（市誌では焼失数一三六軒）のことである。珪碩の表書き「五十年余を経て後」とも矛盾はない。

「本洗馬大火下書」の熊谷珪碩表書き

南方の上町にて火災発生延焼中の報が伝わると、同じ本洗馬村在住の吉の兄妹が駆け付け、吉は妹と共に行燈や蝋燭を灯して衣類や布団などに縄をかけ、てきぱきと避難の準備を始めている。永通は二階へ駆け登り、まずは裏二階の書物と薬種（漢方薬の材料）を、次いで表二階の薬種を裏二階経由で下の座敷などに投げおろし、荷物を裏の畑に避難させている。永通は老年（この時七十八歳）ではあったが、畳や障子で囲った畑の家財道具一式を、三、四人の身内の者とともに、抜き身の槍を杖にして見廻りした。

火は折からの強い南風の中、上町・中町・下町へと北に向かって燃え広がり、一三九軒を焼き、焼け残った家は僅かに一〇軒。永通の家も全焼した。その時の様子を「大風にて五軒十軒飛越し〳〵火付候故、人力の及ぶにあらず」と表現している。この大火は、菅江真澄が来村した天明三年の僅か一五年後のことである。

真澄が滞在した永通家がこの大火で全焼したと思われるから、真澄来村時も二階の二部屋を薬種や書物置き場にするほどの医療は施していたのであろう。また二月になってからは、上方（かみがた）の薬種屋より、「火事見舞い家見舞い」と書付された金子一両と七ツ入り行器（ほかい）（食物を入れて運ぶ蓋つきの容器）一組を受け取り、その他小屋掛けの入用として五両を用立ててもらっている。大火のころには薬種屋ともかなりの取引があったことが見て取れる。

四　菅江真澄を食客として遇する

永通家での暮らし（真澄）

「あがやどに、たびごろもうらぶれやすめよ」などと勧められた真澄は、永通家（吉の家）に一年余世話になった。当時の永通家を語る史料は限られるが、永通から六代後の熊谷岱蔵博士

（号：泰通）が昭和三十二年に描いた熊谷医家「生々堂」と妙義山の絵[注38]（口絵viii頁）がのこされている。明治になってごく近くの同じ下町から現在の場所に越したと伝わっているから、永通家から望む本洗馬西山の風景は同じとしてよい。自宅「生々堂」正面の板塀と石垣の前が本洗馬の本通り（木曽から安曇野に向かう仁科街道）、松の古木の描かれた遠景の山が中世三村氏の居城妙義山城、そして中景の庵と樹叢が釜井庵である。釜井庵の裏手に描かれた老松の樹叢が熊谷一族の墓地となっていて、「生々堂」の墓地もそこにあったが令和三年に長興寺に移った。

「生々堂」の裏は本洗馬大火の際、家財一切を避難させた熊谷医家の畑となっているが、今でも時々帰省する進氏の御令室啓子さんが自家用の野菜を栽培されている。真澄を滞在させた永通家は寛政十年の本洗馬大火で焼失、二代目はその年の春先にいち早く建て替えられたことが大火の記録に残されており、岱蔵の描いた家（現在の生々堂）は明治に越したときに建て替えられた三代目となる。

「菅江真澄は釜井庵を拠点にして信濃を遊歴」とはよく言われることだが、「山家記」（真澄遊覧記「いほの春秋」[注39]序文）には、「ある日、可摩氷（釜井：筆者注）といふ岡のひとつ家にあそびてけふをくらしぬれば、やま住のこゝちしてければ、」とあるから、はじめは永通の家を拠点に各地を巡っていたにちがいない。菅江真澄研究の第一人者石井正己も、「可児永通に厄介になりながら釜井庵でも二重生活を送っていた」[注40]と考えている。

本洗馬大火の前に焼失した永通家は、表二階と裏二階に薬種や書物を蔵していたことは、前節「《本洗馬大火下書》にみるくすし永通の暮らしぶり」ですでに述べた。「本洗馬大火下書」によれば、再建された永通家にも、薬棚を備えた裏と表の二階座敷（二間＊三間）が薬種の蔵として用意された。また、階下には床棚を備えた二間＊二間の奥座敷と、二間＊三間の調合の間が用意されている。消失した永通家もほぼ同じつくりであったとすれば、食客となった真澄は、一階の奥座敷か、あるいは二階の薬種と書物用の座敷の一角に起居していたのではと想像が膨らむ。

釜井庵での文筆活動（真澄）

一方、真澄遊覧記「いほの春秋」には、釜井庵に朝夜いないと書けない情景が数多く記されている。例えば文月（旧暦の七月）七日の記事には「さゝやかなるやどりなれば、月ものこるくまなく、こゝろよげにさし入りて、このきよき光を見るにも、霜の故郷をおもひ出てこゝろくるしきに、いとゞ耳にしのびがたききぬたの音も、さと風にさそひ来て、老ならぬ身にも、ねざめがちにて明けぬ」とあるから、盆明けのころからは釜井庵で一夜を明かすこともあったのであろう。神無月（旧暦の十月）の記事には「ひとり、木葉のおつるをきゝこもりをりて、朝とく出れば、かりに行かふ三のみち、あとかたなくうづもりうせて、（中略）きつねの山彦にひゞきて、かなたこなたと啼めぐる夜は、月もいとすさまじく、暁かけて霜やおくらん。板戸のひまこす風も身にしみ通れば、ほだざしくべて、あし手あたゝむ」と記し、以後は「やま住の庵」から見た村人の生活の様子を春の終わりまで綴っている。

柳田国男は「信州と菅江真澄」のなかで「いよ〳〵この菴の人となりきったのは、雪が降り積もり冬籠りをする時になって、里ではそろ〳〵と歳の営みに、かゝづらはるようになってからかとも思ふ」(注41)と言っている。お盆ころからは釜井庵での執筆活動をスタートし、秋以降は生活の拠点を完全に釜井庵に移したように思う。真澄は自らも登場人物についても、衣食などの私生活については一貫して記していないが、釜井庵での生活中も、衣食については引き続き永通家の世話になっていたとみてよいであろう。

本洗馬釜井庵

ここで、菅江真澄が秋以降には生活の拠点にした、本洗馬釜井庵について概要を記しておきたい。

釜井庵の名前の由来は「構えの地」であり、戦国時代洗馬の豪族三村氏は、裏手西山にある妙義山城の東に城下町を形成し（現在の洗馬元町地区《中町・下町》）、妙義山麓の高台の平坦地「構えの地」一帯を館とした。(注42)三村氏は武田信玄の謀殺にあい滅亡するが、江戸時代初め松本藩主小笠原氏の命により、一庵が建立された。この時の事情を【釜井庵】（『明治市町村誌』洗馬村、明治十一年）では「古時構への地、小笠原所轄の砌、此地竝畑等添て、紀伊国高野山徳善院へ寄付除地たりしが、元禄三（一六九〇）年検地の節税地となる。且又高野山より配札の砌は、使僧来て此に寓居す。最好風景あり。其頃詩歌、俳諧等大に行れ、雅客集吟、此地僅に十二景を表せり。（以下略）」とある。

徳善院は高野山千手院谷にあった名刹であり、本洗馬には本章一節「吉に入り婿《くすし》に」でもふれた高野山千手院谷徳善院の法印からの「月牌之証文」が数点残っていて、釜井庵の裏には梵字で記された明和時代の供養碑もある。今でも毎年四月には、本洗馬長興寺の住職を招き、本洗馬四区の区長主催による釜井庵祭りが執り行われている。よって天明三年の菅江真澄来村時には、釜井庵は村の管理となり、時には高野山からの配札の使僧が寓居し、遠来の文人墨客も歩を休める、村人の憩いの地になっていた。

明らかに寺子屋塾として使われ始めたのは、初代寺子屋師匠丹羽花逕からであるが、以後は村人の教育の場となり、くつろぎの場となり、洗馬文化のメッカとしての役割を果たしてきた。釜井庵の庭を隔てた桜の公園跡には、平成十一年に本洗馬歴史の里資料館が開設され、平成十三年には「釜井庵とその周辺」として県の史跡に指定されている。

釜井庵と永通家

永通家から釜井庵は、畑の中に通じる小路伝いに五分ほどの距離である。釜井庵裏手が「生々堂」の墓地であったことから、墓参の行き帰りなど釜井庵には永通もしばしば立ち寄っていたことであろう。

釜井庵の初代寺子屋師匠は丹羽花逕、俗称を要人（かなめ）と称した。山形藩主が老中を務めた折、賓客接待役として付き添い江戸勤めをしたという、文武両道の師匠でもある。ある事件に引き込まれ浪人していたところを、長興寺洞月上人におされ師匠となり、洗馬郷の子弟に句読から書法まで教えた。(注43)

文政三（一八二〇）年六月晦日この庵で没したが、釜井庵の裏手には、門人によって刻まれ

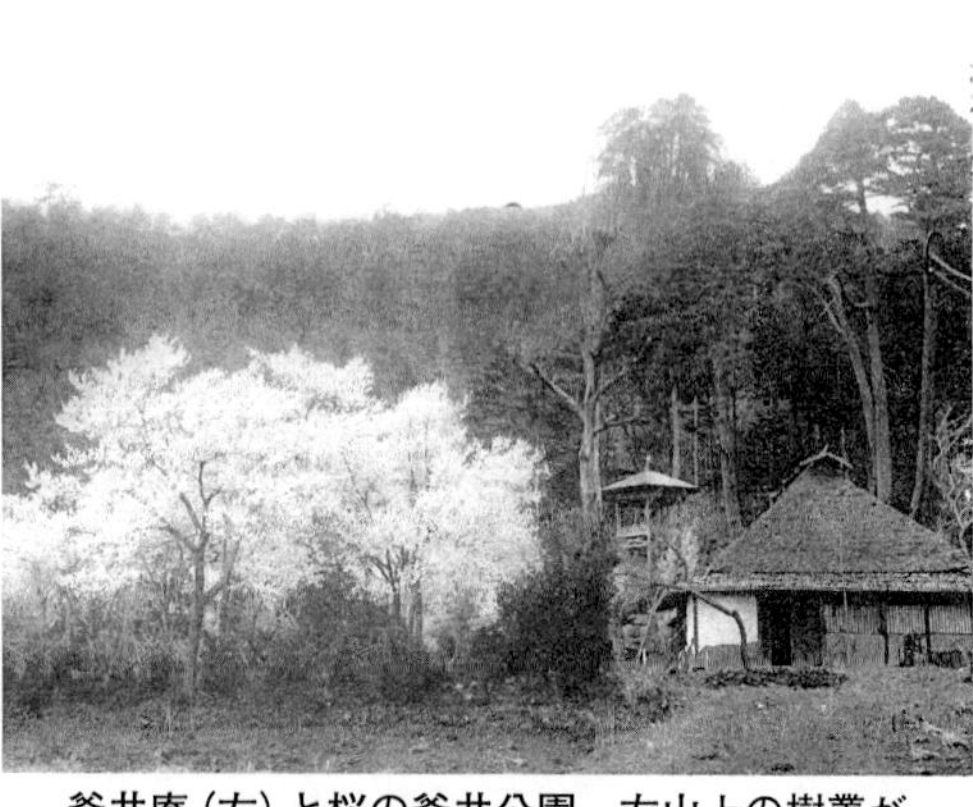

釜井庵（右）と桜の釜井公園　右山上の樹叢が妙義山城址（大正 15 年撮影）

た七言律詩「釜井葛裘四〇年」の碑が、芍薬の小樹に囲まれ今も静かに釜井庵を見守っている。また昭和十五年、釜井庵の仏壇の背後から、沢辺雲夢の描いた肖像画の巻物が発見され、当初柳田国男から菅江真澄像かと期待されたが、この侍姿の肖像画が、丹羽花逕であると伝わっている（右写真参照）。

丹羽花逕と伝わる肖像画（本洗馬歴史の里資料館蔵）

文政三年から四〇年前は天明元（一七八一）年、真澄の来村する天明三年の二年前にあたるが、『真澄遊覧記』には釜井庵に花逕が滞在していた気配はない。四〇年の表現はあくまでも詩文上のおよそ四〇年であり、天明四年六月の菅江真澄離村と入れ替えに釜井庵の寺子屋師匠になったのではなかろうか。うがった見方をすると、村人に国文学を教えることもあった真澄（若き三溝政員も釜井庵で真澄に『源氏物語』『竹取物語』を教わっている）が本洗馬を離れたため、後任として洞月和尚が推薦したのかもしれない。

本洗馬大火では釜井庵に避難

「永通の大火下書」によれば、妻の吉が荷物避難のため立ち働き、家中で永通家の家財一式を裏の畑に避難させ、永通他が家財の見廻りをしていた時に、「要人様と申す人かゆを煮て茶碗に入れ、箸をそえ手前家内へいきつぎとて下され候也、夫より釜井の庵主要人様、先々此荷物かまいへもちこし家内共に御こし成されと仰され候所、孫右衛門殿と申すかた、手前隠居もかまい参り候、其元も荷物家内人数共かまいへ御こし候へ仰され候に付」寄合所帯で釜井に避難したとある。手前隠居とは和歌洗馬連のリーダー熊谷孫右衛門直堅に違いなく、永通家と孫右衛門家は、荷物を釜井庵の勝手口に積み重ねて庵に一か月ほど仮居した。本洗馬で焼け残った熊谷家大家や吉の親戚などからの援助で、正月二十三日からは新居の手斧かけが始まっている。「少しも難儀御座無く候て、心安く居申し候、此の趣に候へば、一つ家きんじょへも咄し、御安き下さるべく候」と郷里に書き送っている。

この大火の一件により、一月ほども一緒に暮らした直堅（二年後の寛政十二年死去）や、釜井庵の新師匠丹羽花逕（要人様）との結びつきは一層深くなった。この年永通もすでに七十八歳、この時の釜井庵での同居暮らしが、直堅との二年後の別れにあたって哀悼の思いを一層深め、「終生の友熊谷孫右衛門直堅」（48頁参照）で記した切々たる弔辞につながったかとも思う。

本洗馬本四冊（食客の礼）

菅江真澄は天明四（一七八四）年六月三十日本洗馬村を旅立つにあたり、四冊の日記本を永通宅に残した。『伊那濃中路甲夏』『信濃路旅寝濃記乙秋』『ふでのまゝ丁春』『いほの春秋己』の四冊である。昭和四（一九二九）年十月の発見当時、写真撮影もされており、柳田国男が真贋を確認した手紙も洗馬の真澄遊覧記刊行会委員のお宅に残っている。(注44) 永通から六代目の岱蔵博士が仙台で戦災にあい焼失したと伝わっていたが、平成十一年ころに再発見され、一部はカラー写真で撮影された。(注45) ただ残念ながら、その後の消息は今のところ不明である。

幸いにも昭和四年発見時の真澄遊覧記刊行会関係者の写本があり、「いなのなかみち」の異文一から三（『菅江真澄全集　第一巻』）、「いほの春秋」（『菅江真澄全集　第十巻』）に採録されている。また常盤屋には、菅江真澄の本洗馬での歌集『雄甫詠草丙』や写本『古今和歌集序』他数点の写本と断簡計八点の直筆原本がのこされていて(注46)（『生々堂並常盤屋文書目録』に採番し掲載されている）、『菅江真澄全集第十二巻』にも収録されている。これも真澄が永通家に残したものであろう。

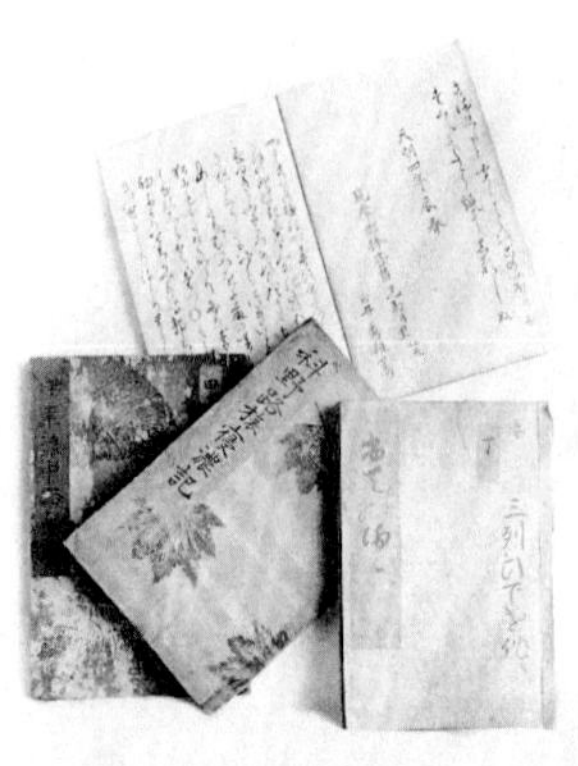
4冊の本洗馬本写真
（中村峡家文書 134 号）

内田武志は「旅にでた当初から、真澄は日記をできるだけ他人にみせようと思って書いていたようである。永逗留ののち、世話をうけた御礼に、日記の写本をつくって与える習慣が彼にはあった」(注47)と書いている。また柳田国男も「（前略）翁が路の行振りに折々の紀行を、最も関係深く又好意ある人に寄贈して置いたからであります。それも一種の遊歴人心理で、諸君の如く客を迎へて談ずる側の御方には、不可解なことか知れませぬが、上は賓客より下は乞食に至るまで、日本人は元来坐して他人の好意を無対価に受け得ない性情を持って居りました」(注48)と記している。真澄がのこした本洗馬本四冊の日記と常盤屋本は、本洗馬滞在中世話になった礼として、永通家に残された真澄直筆(注49)の日記文や歌集・書写本・断簡とみて間違いない。

洗馬地区内の他の直筆史料四点と共に計一二点が、令和二年三月二日に塩尻市指定有形文化財に指定された。長野県内で確認されている真澄の直筆史料は現段階では一四点、内一二点が塩尻本洗馬地区にある市指定有形文化財であり、内八点は永通家に関連した「生々堂並常盤屋文書」である。永通家関連の真澄文書は、不明となった本洗馬本四冊の日記を入れると一二点となる。永通と真澄の結びつきの強さを示す、何よりの証(あかし)であろう。

注記

1 内田武志「解説（伊那の中路）」（内田武志・宮本常一『菅江真澄遊覧記1』平凡社、昭和四十年　二〇八頁）

2 青木歳幸「信州における初期種痘と熊谷家—在村欄方医熊谷珪碩・謙斎の意識と行動—」（『在村蘭学の研究』思文閣出版、平成十年　二八四頁）

3 柳田国男「真澄遊覧記信濃の部　地名と人名　校訂本付録」（校訂『伊那の中路　わがこゝろ』真澄遊覧記刊行会　昭和四年）

4 胡桃沢勘内「本洗馬の郷—真澄翁を留めた人々—」（完全復刻『旅と伝説』岩崎美術社　第四巻昭和四年十二月通巻二四号、胡桃沢勘内「真澄翁の跡を訪ねて」（完全復刻『旅と伝説』岩崎美術社　第五巻昭和五年六月通巻三〇号）

5 「（前略）然者繁右衛門義其御地ニ永々逗留仕、段々願御慈愛何角共ニ無残方御世話被遊被下候趣、委細繁右衛門物語りニ承り扨々忝仕合ニ奉存候」「（前略）繁右衛門儀商売底ニ而其御地へ罷越、段々願御慈愛御懇情ニ被

遊被下候段、立帰りふいちゃう仕、兄弟共何程か相悦忝御礼難尽奉存候」（熊谷與吾六家文書一一八六号）とある。

6 「美濃国可児郡宮瀬村絵図」岐阜大学教育学部郷土博物館所蔵　文化七（一八一〇）年、現在も可児駅北の下恵土地区に宮瀬という地名が残る。

7 「おかげゆへ売薬師ニも相なり可申と、此方一家之者共迄相悦忝奉存候、右之仕合ニ候得者、此上能々御取まわし可被下候様奉相願候、就夫往来一札宗門寺手形所持為致遣し申候」（熊谷與吾六家文書二八六号）とある。

8 日野西真定『高野山古絵図集成／解説索引』によれば、江戸時代は千手院谷に存在した巨刹であり、明治以降南谷から蓮華谷に移っている。明治期の度重なる大火により寺は衰退したもののようであり、現在は同じ蓮華谷にある大圓（円）院の住職が徳善院を兼務している。明治十三（一八八〇）年の「洗馬村寺社明細帳」には、「徳善院曩キニ縁故アルヲ以テ当国一円配札ヲ許シ且同院ヘ別段正米若干永々寄附ス、則釜井庵ナリ、（中略）徳善院当国配札下向ノ際ニハ此庵ヲ止宿所トス、是ヨリ同院末流ノ姿ヲナセリ、」とあり、高野山徳善院からの使僧が釜井庵に寝泊まりし、当国一帯の配札を行っていたことが分かる。

9 「初代可児永通は（中略）本洗馬下町村（現元町）の熊谷儀左衛門（七左衛門とも）の娘きち（七左衛門の弟で分家の重右衛門の娘であるが、本家の伯父の養女になった）に入婿として、この地下町村で医業をはじめた」（田村岩雄講演録「洗馬の人物シリーズ《先人の歩み》熊谷岱蔵の世界」塩尻中央公民館、昭和五十七年）

10 「七左衛門殿霊祭昨宵ゟ設ケ、霊壇供物幷夕朝之御饌ヲ備へ、隠居坐拙御祓ヲ勤修仕候、依之御酒鏡餅幷菓子　少々ツ、差送申候（後略）梶原大膳正景富　可児春誠老様」（生々堂文書一一一号）。「隠居」は景富の父、梶原家熊（飛騨国一宮水無神社の大宮司）であり、たまたま帰省していて勤行に加わった。

11 「梶原家熊」の項（『東筑摩郡松本市・塩尻市誌　別編 人名』昭和五十七年　一二〇頁）

12 「いなのなかみち」（内田武志・宮本常一『菅江真澄全集　第一巻』未来社、一九七一年　四六頁）

13 「白太夫の子孫」（内田武志・宮本常一『菅江真澄全集　別巻一』未来社、一九七七年）

14 「第十五世　角翁恵端大和尚」（田村岩雄『青松山長興禅寺史』長興寺、昭和五十三年　五〇頁）

15 「菅江真澄というひと」（内田武志・宮本常一『菅江真澄遊覧記1』平凡社、昭和四十年　十四頁）

16 「いなのなかみち」（内田武志・宮本常一『菅江真澄全集　第一巻』未来社、一九七一年　二六頁）

17 「すわのうみ」（内田武志・宮本常一『菅江真澄全集　第一巻』未来社、一九七一年　一三八頁）

18　「第十五世　角翁惠端大和尚」（田村岩雄『青松山長興禅寺寺史』長興寺、昭和五十三年　五二頁）

19　「青松堂司洞月雑話歌集」寛政七（一七九五）年（常盤屋文書二七号）、洞月上人の長興寺在住時の歌集。

20　「俱田氏一周忌諸国勧進和歌」、歌人俱田又兵衛の死にあたり、江戸弁慶橋筋作間町に住む又兵衛の妻女「誓順」が全国の歌仲間に巡回した追善歌集。京都と東都（江戸）の歌人を中心に追善和歌一四九首が収められている。序文には「于時寛政九（一七九七）年丁巳歳八月十日写焉終て　八十一才翁　洞月　印」と記されている（東筑摩郡朝日村、上條孝也氏蔵）。

21　村澤武夫『伊那歌道史』国書刊行会、昭和四十八年　二〇頁

22　中西満義「『としなみ草』巻第十三を読む～信州の西行伝承とのかかわりを中心として～」観光文化研究所所報十号　上田女子短期大学観光文化研究所、二〇一二年

23　「いなのなかみち」（内田武志・宮本常一『菅江真澄全集　第一巻』未来社、一九七一年　三八頁）

24　「信州と菅江真澄」（柳田国男『菅江真澄』創元社、昭和十七年　一二二頁）

25　洗馬郷は元和四（一六一八）年高遠藩の飛び地洗馬郷になるまでは松本藩であった。また釜井庵は、元和年間に松本小笠原氏の名で建立されたとされている。「【釜井庵】古時構への地、小笠原所轄の砌（みぎり）、此地迄畑等添て、紀伊国高野山徳善院へ寄附除地たりしが、元禄三（一六九〇）年検地の節税地となる。且又高野山より配札の砌は、使僧来て此に寓居す。（以下略）」（『長野県町村誌』南信篇、明治十一年　洗馬村の項）

26　本洗馬を通る街道には堰が通り、いくつもの小さな橋が架かっていた。菅江真澄は、堰の周りで娘たちが「ささら踊り」を踊る様子を、民俗図絵「たなばたの踊り」にのこしている（「復刻版『伊那の中路』」）。元町の下町には八番目の橋が架かり、今でも横の家は「八橋」と屋号で呼ばれる。直堅の屋敷もこのあたりにあったとされる。

27　「いなのなかみち」（内田武志・宮本常一『菅江真澄全集　第一巻』未来社、一九七一年　三〇頁）

28　「本草学者の業績と蘭学の誕生」（「あの人の直筆　第一部近世第三章　科学の眼」国立国会図書館電子展示会、二〇一六年）

29　青木歳幸「Ⅲ江戸中期　実証的精神の成長」（『江戸時代の医学　名医たちの三〇〇年』吉川弘文館、二〇一二年）より引用要約した。

30　「ふでのまにまに」（内田武志・宮本常一『菅江真澄全集　第十巻』未来社、一九七四年　七五頁）

31　「菅江真澄というひと」（内田武志・宮本常一『菅江真澄遊覧記1』平凡社、昭和四十年　三六頁）

32 「ふでのまにまに」（内田武志・宮本常一『菅江真澄全集　第十巻』未来社、一九七四年　二三三頁）

33 「菅江真澄というひと」（内田武志・宮本常一『菅江真澄遊覧記１』平凡社、昭和四十年　三七頁）

34 「菅江真澄というひと」（内田武志・宮本常一『菅江真澄遊覧記１』平凡社、昭和四十年　十六頁）

35 青木歳幸『江戸時代の医学　名医たちの三〇〇年』吉川弘文館、二〇一二年　六五頁

36 「くめじのはし」（内田武志・宮本常一『菅江真澄全集　第一巻』未来社、一九七一年　一五〇頁）

37 『万葉集　第十巻』の相聞歌（そうもんか）に、「人言（ひとごと）は夏野の草の繁くとも妹（いも）と我れとし携（たづさ）はり寝ば」の歌がある。

38 熊谷岱蔵博士が著した自家本『筆のまゝ』昭和三十二年に掲載されている。

39 「いほの春秋」（内田武志・宮本常一『菅江真澄全集　第十巻』未来社、一九七四年）

40 石井正己「菅江真澄と信州」（『平成三十年度広域科学教科教育学研究経費成果報告書　北海道・東北および沖縄・九州を視野に入れた歴史認識の構築と教材開発に関する戦略的研究』東京学芸大学、二〇一九年　六二頁）

41 「信州と菅江真澄」（柳田国男『定本　柳田国男集　第三巻』）筑摩書房、昭和四十三年　四一二頁）

42 「妙義山城・釜井館」（塩尻市誌編纂委員会『塩尻市誌　第二巻　歴史』）、平成七年　三八五頁）

43 田村岩雄「丹羽花遥先生之碑その他」（塩尻史談会『会報』第十三号、平成元年）

44 昭和四（一九二九）年十月三十日記された、本洗馬の中村盛弥宛ての預かり書。（中村峡家文書一二一二号他）

文面は左の通り

小包本日（ママ）到着、早速一読仕候、言わん様も無くなつかしきものにて、「自筆」は十中九迄疑なく候（中略）

伊那の中道一冊、信濃路旅寝濃記一冊、いほの春秋一冊、ふでのまゝ一冊、秀雄単冊一枚

此通りたしかに今預ってをります。二三日中に胡桃沢君の所へ伝送します。

十月三十日　柳田国男　印

45 熊谷岱蔵博士は東北大学の総長時代仙台市元鍛治町に住んでいたが「長年月かかって集めたいろいろの方面の書籍や、参考用書画の複製などが昭和二十（一九四五）年七月九日の空襲でアッといふ間に灰燼になったときは、実際に呆然となった」と記している。（学校教育の功罪『筆のまゝ』、昭和三十二年）

46 常盤屋所蔵の八点（常盤屋文書番号）は、歌集「雄甫詠草」（二四号）、写本「延享和歌雑抄」（二五号）、写本「古今和歌集序」（二六号）、写本「和歌四式（歌経標式、喜撰式、石見女式、孫姫）」（二九号）、断簡「五人連書和歌」（三三号）である。

47 「菅江真澄というひと」（内田武志・宮本常一『菅江真澄遊覧記1』平凡社、昭和四十年　二〇頁）

48 「秋田県と菅江真澄」（柳田国男『定本　柳田国男集　第三巻』筑摩書房、昭和四十三年　三九七頁）

49 洗馬地区内の他の直筆史料四点は、和歌「九月十三夜」（洗馬小学校蔵）、遊覧記『すわの海』断簡（洗馬小学校蔵）、和歌短冊「寄月祝」（中村峡家文書）、和歌短冊「しはす中の頃」（中村峡家文書）である。県内にある他の二点は、和歌短冊「ぬさとれば」（須々岐水神社宮司　上条哲哉氏蔵）、民謡集「ひなのひとふし」（松本市立博物館保管）である。

三章　信州初の集団種痘（熊谷珪碩・謙斎）

はじめに

江戸末期に日本全国を震撼させ、「疱瘡済むまで我が子と思うな」と言わしめた天然痘であるが、オランダ商館医モーニケがジャワから天然痘のワクチン（牛痘種痘法）を輸入した嘉永二（一八四九）年六月からわずか半年余りの嘉永三（一八五〇）年二月には、高遠藩洗馬郷の本洗馬村村内で、二九名の種痘が記録されている（『郷土資料第一輯　洗馬村』、昭和十年代の当地洗馬での勉強会史料、以後『洗馬郷土資料』と記載）。また種痘を実施した熊谷珪碩・謙斎の時代は、菅江真澄が釜井庵に逗留し、本洗馬の文人と交流を深めた天明三（一七八三）年から続く、洗馬文化の絶頂期に重なるようにも見える。

本件については、熊谷貞良「信州における初期の種痘」[注1]や青木歳幸「熊谷珪碩・謙斎覚書」[注2]、『在村蘭学の研究』[注3]、「なぜ蘭学が本洗馬に根づいたか」[注4]などの詳細な先行論文や冊子・講演録がある。新型コロナ感染症がいまだ予断を許さず、我々の生活に大きな影響を与え続けている今、ここでは、本洗馬村出身の二人の蘭方医とその家系に焦点を当て、「なぜこの地洗馬で、種痘日本上陸後わずか半年余りで信州初の集団種痘が出来たのか」の観点を中心に、新たな知見と史料の写真を交え話を進めていきたい。執筆にあたっては熊谷貞良・青木歳幸両氏の先行研究に負うところが大きい。

本稿は最初に、平成三年本洗馬歴史の里資料館秋の寺子屋塾で、「《信州初の集団種痘》をした本洗馬村医師　蘭方医熊谷珪碩・謙斎」と題して取り上げたものである。寺子屋塾講演後、東京学芸大学報告書『感染症をめぐる歴史認識と教材開発のための基礎的研究』(注5)に「特別寄稿」として取り上げていただいたが、本誌編集に伴い大幅に加筆再構成した。

一　天然痘の惨状と牛痘種痘の開発導入

天然痘の惨状

幕末期の天然痘の惨状については、中田雅博『緒方洪庵　幕末の医と教え』(注6)に詳しい。空気感染により三、四割が罹患、内二、三割が死亡し、運よく助かっても一生あばた面が残った。徳川将軍の罹患率が一五人中六人（四〇パーセント）、同時代天皇の罹患率が一四人中五人（三六パーセント）という数字がその強い感染性を物語っており、天然痘により毎年一パーセント以上の人口減少を招いていた。当時の格言「疱瘡（天然痘）済むまで我が子と思うな」「疱瘡は見目定め、麻疹（はしか）は命定め」は、疱瘡の恐ろしさを表す言葉として人口に膾炙（かいしゃ）していた。幕末から明治にかけて、屯田兵による開拓の手の伸びた蝦夷アイヌ社会では特に凄惨を極め、人口の四割が亡くなり、非罹患者は山に逃げ込んだと言う。

古くから人痘種痘（天然痘罹患者の膿やかさぶたを薄めて健常者に接種して免疫を得る方法）は行

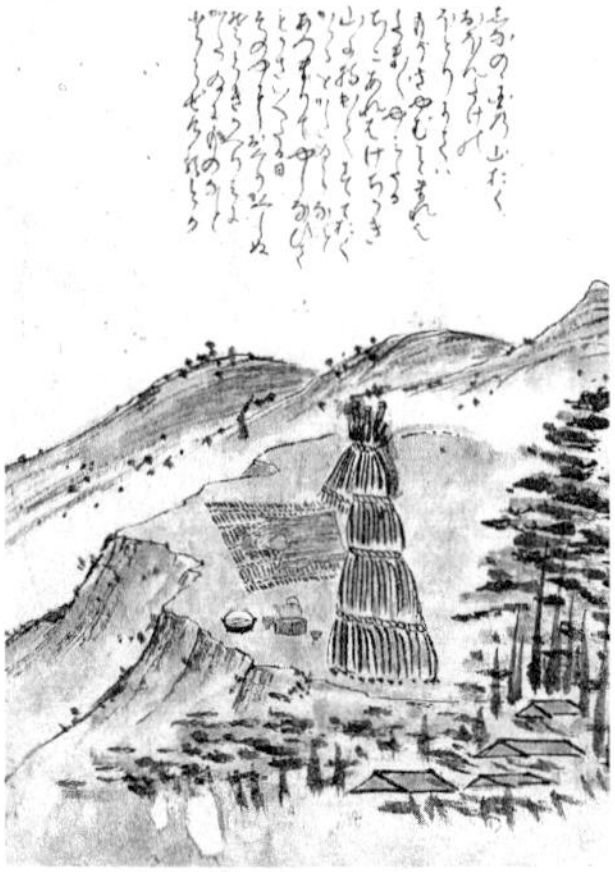

菅江真澄民俗図絵
「御嶽のもがさ病み」
原本：『粉本稿』
大館市立栗盛記念図書館蔵

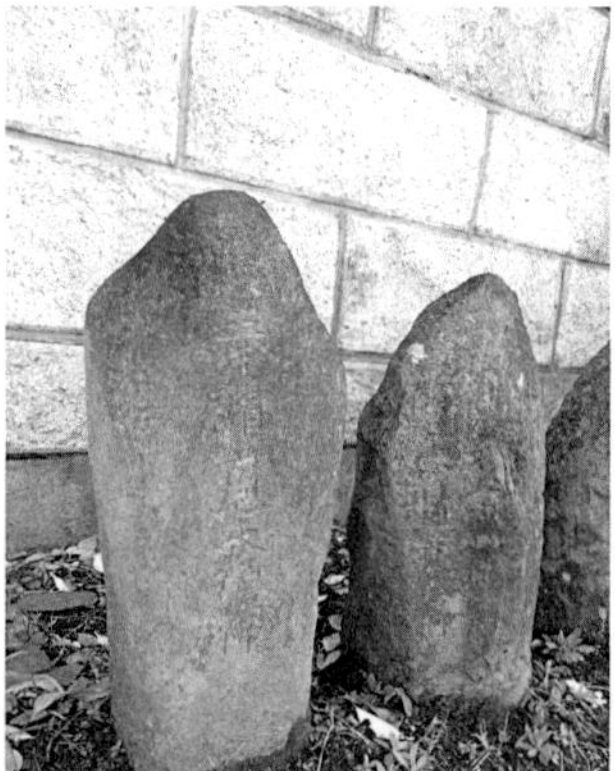

塩尻市洗馬小曽部区長崎の
疱瘡神碑 碑銘「奉請疱瘡神」

われていたが、実感染のリスクと隣り合わせであり、孫を何人か疱瘡でなくした老母が、残った二歳の孫に人痘種痘を施した所、本当の種痘を発症し亡くなったという悲惨な話もある。菅江真澄の民俗図絵の中に、もがさ（疱瘡）を病む稚児を御嶽山の山麓に打ち捨て山人に介助させる話がある。また私の地元の村にも疱瘡神の石碑があり、疱瘡は人々にとって、特に幼児を持つ親にとって最大の厄病であったことは間違いない。

牛痘種痘の開発

イギリスの医師ジェンナーが牛痘種痘（牛の痘瘡部を薄めて人体に接種し免疫を得る方法）を実施したのは一七九六年のことであり、牛痘を施された少年たちは天然痘に感染せず、その有効性が証明された。牛痘種痘開発に当たっては面白い話が伝わっている。「英国の酪農地帯の女性は美人が多いと評判であった。天然痘によるあばた面の女性がいなかった為である。ジェンナーはここからヒントを得て、乳搾りで手の傷等から牛痘に感染する女性が、免疫を得て天然痘にかからないと考えた」（加藤四郎『小児を救った種痘学入門』）[注7]。

日本への種痘導入

オランダの商館医モーニケが、佐賀藩医楢林宗建の入手依頼により、ジャワから痘苗（とうびょう）を成功裏に持ち込んでからの主な足取りを、青木歳幸『江戸時代の医学』[注8]などから記す。

・嘉永二（一八四九）年六月　牛痘痂（とうか）（カサブタ）がジャワから長崎へ輸入され、佐賀藩医楢林宗建が種痘成功。

・嘉永二年十月　京都に除痘館開く（福井藩町医笠原良策が、師の京都日野鼎哉の許可を得て）。

・嘉永二年十月　長州藩の長崎留学生情報により長州でも種痘開始。

・嘉永二年十一月　大坂除痘館開く（適塾、緒方洪庵の指導のもと）。

・嘉永二年十一月　江戸で佐賀藩医伊東玄朴が、佐賀藩主の娘に接種。

・嘉永二年十一月　福井藩が仮種痘所を設置して種痘開始（この頃、京都江馬（えま）家を通じて岐阜大垣江馬家に牛痘法が伝わる）。

・嘉永三年二月　高遠藩本洗馬村にて種痘開始（『洗馬郷土資料』）。

・安政五（一八五八）年五月　江戸神田にお玉が池種痘所設立（嘉永二年三月の「蘭方医学禁止令」などにより、江戸での設立が遅れた）。

当時は天然痘でできた牛痘の膿（うみ）を幼児から幼児へと植え継いだ。植えた後三週間ほどたつと牛痘部は痘痂となり完全に効力が低下するので、その間に植え継ぎをして痘苗を確保していく必要があった。日本での牛痘種痘普及に尽力した福井藩の町医笠原良策は、京都から自藩に一週間以内に痘苗を持ち込むために、種痘を施した四人の幼児をともなって積雪六尺の山岳地帯を命がけで歩き通した。この逸話は、吉村昭の小説『雪の花』(注9)に描かれ、二十四刷まで版を重ね一般にもよく知られるようになった。

大坂除痘館設立に当たっては、適塾で蘭方医学を教授していた緒方洪庵が奔走した。適塾は大阪医学校となり、現在の大阪大学医学部につながる。また、お玉が池種痘所は西洋医学所となり、現在の東京大学医学部へと発展する。種痘接種が近代医学の発展に大きく貢献した事実を物語っている。

二　熊谷珪碩・謙斎の蘭方医術習得

珪碩・謙斎周辺の人々

嘉永三年二月から本洗馬村において種痘を始めた熊谷医家三代珪碩、四代謙斎に関係した人々の系図を示す。併せて珪碩・謙斎が蘭方医学習得の為に遊学した、岐阜大垣の江馬家（医家号、春齢）の系図を対比して示す。珪碩は北栗林の浅田家から妻を迎え、さらに長男珪琢の妻に浅田宗伯の妹を迎えるなど、将軍典医や宮内省侍医を務め浅田飴の元祖ともなった漢方医学の権威浅田宗伯と深い姻戚関係があった。(注10) 一方、浅田宗伯はその少年期に熊谷珪碩から医書を学んだとされている。(注11) 謙斎の妻酒井氏については墓誌に「明治四年没　下西条村　酒井治太郎女」とある。下西条村酒井家は松本藩水野家家臣酒井氏の末裔、下西条村で医師を営んでいた。謙斎の娘の一人も酒井家に嫁すなど、熊谷医家とは深い姻戚関係があった。

【熊谷医家種痘関係系図】

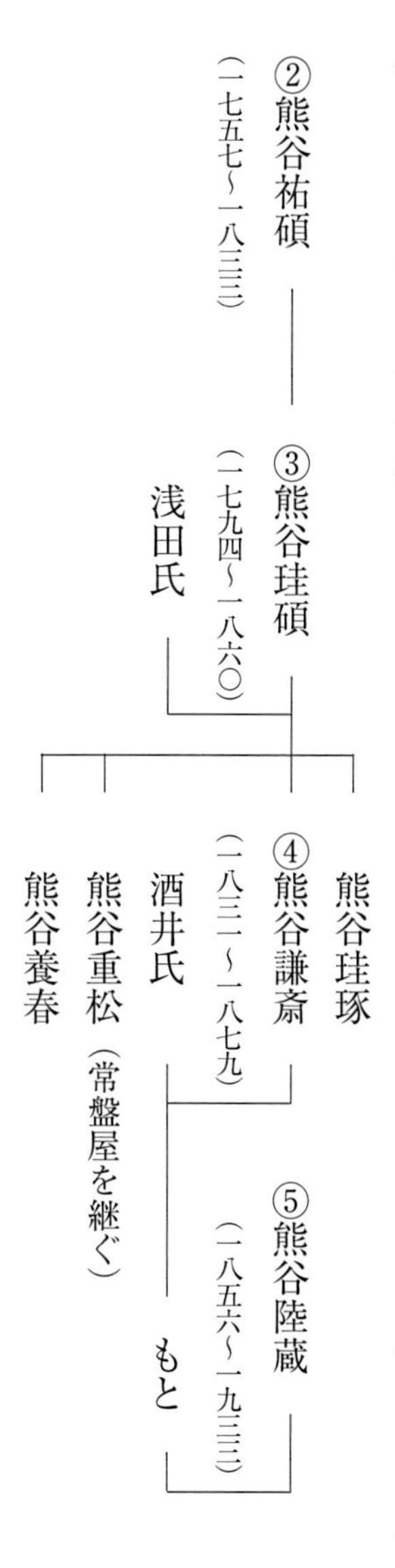

（『生々堂並常盤屋文書目録』などより作成）

【岐阜大垣江馬春齢家系図】

（青木一郎「大垣藩医江馬家と坪井信道」[注12]などより作成）

②江馬元恭（蘭斎）（一七四七～一八三八）――③江馬元弘（松斎）（一七七九～一八二〇）――④江馬元益（活堂）（一八〇六～一八九一）――⑤江馬元義（信成）（一八二六～一八七四）

美濃蘭方医江馬家

右図に示すように、江馬(えま)家は初代春齢から五代続く大垣藩医であり、初代は元澄を名のった。二代目蘭斎は四十六歳の時、杉田玄白から『解体新書』の講義を受け蘭学を志し、寛政七（一七九五）年大垣に当国最初の蘭学塾「好蘭堂」を開いた。蘭斎は京都西本願寺門主文如上人の難病を蘭方医学の処方によって回復させ評判となり、この私塾から三〇〇名を超える門弟を輩出し、美濃蘭学の祖と称されるまでになった。坪井信道、小森桃塢(とうう)と共に、岐阜の西洋医学三大家と呼ばれている。

その大垣江馬塾に岐阜の本巣郡（現本巣市）から文政二（一八一九）年入門し、天保五（一八三四）年に京都で開業した医師飯尾静安がいる。江馬蘭斎から江馬姓「江馬権之介」を名乗ることを許され、嘉永二年楢林栄建・日野鼎哉らと有信堂を創立し、京都で初めて種痘を実施した[注13]（江馬文書研究会編『江馬家来簡集』）。江馬権之介（号：榴園(りゅうえん)）は京都の蘭方医の中心人物の一人であった。牛痘種痘法は、この京都江馬家が仲立ちをして大垣江馬家に技術導入されたと考えられている（青木歳幸『在村蘭学の研究』）。

緒方洪庵の大坂適塾は天保九（一八三八）年に開塾したが、五代江馬春齢（信成）、その弟春琢は適塾に学んだ。適塾の「姓名録」[注6]には安政四（一八五七）年入門者に春琢の名前があり、信成は嘉永二年に入塾していた。嘉永二年は、牛痘種痘が初めて日本（長崎）に伝わった年でもあり、その後大坂適塾から大垣江馬家にも牛痘種痘法や西洋医学全般の技術導入があった可能性が高い。なお、江馬榴園の子ども江馬天江（一八二五―一九〇一）も、嘉永元年に緒方塾に入門している。

高遠での修行

洗馬郷の本領高遠藩は「北の松代、南の高遠」(注14)と称されるほど学問の盛んな土地柄であった。高遠藩学は、大坂で萩野流砲術を学び大砲を鋳造して「周発台」を発明した阪本天山（一七四五―一八〇三）を祖とする。(注15)その天山の学問に傾倒し、自宅から高遠城下まで約一〇キロの道を、徒歩で月六回の講義に四年間往復したという中村元恒（一七七八―一八五一）によって完成されたといわれる。

江戸時代学問の根幹であった儒学を基本に医学・詩文を深めたが、その学説は修身・斉家・治国・平天下・経世済民（世を治め、民の苦しみを救うこと）を目的とし、実用を学び利用厚生の道を説くものであった。なお、中村元恒の子中村元起は、後の東京大学の一部となった昌平黌の塾頭を勤め、後、松本開智学校を開設した人物である。

熊谷医家三代珪碩については、『生々堂並常盤屋文書目録』には「祐碩亦子なく、三代珪碩を高遠より迎えて養子とす」とのみあるが、今回新たに高遠町史料『高遠藩臣下代々録』でも高遠藩士熊谷勇左衛門からの養子であることが確認された。史料の熊谷勇左衛門の項には「……同（文化）八未閏二月二日惣領円治（珪碩）儀本洗馬村医師熊谷祐碩方へ養子に遣わしたく、内縁もこれ有り内意の上願済。同年三月二十五日次男兼三郎儀嫡子に願済。…」とある。勇左衛門は「物書並　御城代御小頭　五石九斗二人扶持」

（『高遠藩侯臣名籍録　文化末文政始』）という役職であった。一方、本洗馬村には熊谷勇左衛門から熊谷祐碩への二月四日付けの書簡があり、珪碩の羽織を整えるため大庄屋原熊三郎を通じて金子一分をわたしている。珪碩はこの年文化八年から文化十四年ころまで江馬家に留学しているから、熊谷医家の養子になってまもなく大垣に旅立ったことになる。

　珪碩の高遠での少年期は、中村元恒が大出村（現箕輪）の居を「不用舎」と名づけ勉学研究にいそしみ、多くの若者がその門に学んだ時期に重なる。少年期の珪碩はこの中村元恒を中心とした高遠藩学の影響を強く受けた。「生々堂文書」の中には、中村中倧（元恒）から珪碩あて書簡が二通含まれている（生々堂文書一四二号）。蘭方医学を学ぶ者には、医学書や薬品名のほとんどは漢語で書かれていたため、漢学はもちろん、儒医学の基礎知識が必須であった。熊谷医家四代謙斎も弘化二年三月から嘉永元年三月まで、都合三か年漢医流内科を修めている（「謙斎履歴書草案」生々堂文書一八六号）。長男珪琢も中村中倧に学んだ傷寒論を絵図にした「傷寒論直図」（生々堂文書一七号）を著していて、やはり高遠で漢流医学を学んだことが分かる。

【熊谷医家に関連した高遠藩学統図】

阪本天山（高遠藩学の祖）――中村元恒（高遠藩学の父）
- 中村元起
- 熊谷珪碩
- 浅田宗伯
- 長尾無墨

中村元起・熊谷珪碩――熊谷謙斎

美濃大垣遊学の経緯

まず珪碩がどのような経緯で文化年間、美濃国大垣江馬家に六年間も遊学したかである。珪碩の遊学は熊谷医家の養子になってまもなくであり、蘭方医学習得を志したのは高遠藩実学を学んだ珪碩であるが、最終的に江馬家を遊学先と判断したのは父祐碩であったに違いない。『生々堂並常盤屋文書目録』をみてもそのいきさつを書いた書簡は見当たらないが、祐碩の養父は、本章二で論述した美濃国可児郡出身の可児永通である。岐阜の西洋医学三大家の一つであり、寛政十（一七九八）年には蘭医学で京都西本願寺法主文如上人の難病を完治させ（二代蘭斎）、文化十一（一八一四）年には松平定信（白河楽翁）の病を治療し、公の信任を得て侍医四人を門人とすることになる（三代松斎）江馬春齢家の名は、養父を通して当然祐碩の耳に入っていたと思われ、江馬家留学の大きな判断材料になったと思われる。養父永通が薬売りで行き来した中山道沿いにあり、当時医学の中心であった京都よりは近かったことも考慮したのであろう。

二代にわたる江馬家遊学

珪碩（文化八～十四年ころ）、謙斎（嘉永元～六年）と二代にわたって江馬家に遊学した。また謙斎の弟養春も遊学の末、慶応元年江馬家で客死している。江馬家の『門人姓名録』に記載された全三三一人中、信濃の門人は一〇名であるが、その中に熊谷珪碩と熊谷謙斎そして養春の名前がある。本洗馬の熊谷医家関係者分のみ『岐阜県教育史』(注16)より抜粋して次表に示した。珪碩の入塾年号の記載はないが、記載順からすると信州の門人の中では最も早い入塾である。

江馬家から熊谷珪碩に宛て、子息謙斎の入門を許す書簡が「生々堂文書《採番無し》」に残されている。二月十一日付け（嘉永元年）江馬春齢からの書簡であるが、この書簡を受けこの年五月には大垣江馬家への遊学に旅立った。書簡写真を口絵vi頁に、全訳文を巻末史料3に示した。

信州元(ママ)洗馬村	此人篤実看病 祖母阿佐野君	熊谷珪碩 蘭斎翁門人 活堂知此人
信州本洗馬　兄珪琢	同年（嘉永元年）	熊谷謙斎
信州本洗馬	同年（元治元年） 七月七日	熊谷養春 故人

（注16史料に加筆した）

江馬家『門人姓名録』（熊谷医家分）

三　種痘上陸後わずか半年で集団種痘

なぜわずか半年で

すでに述べたように、牛痘種痘が長崎に上陸した嘉永二（一八四九）年六月の時点では、熊谷謙斎は美濃大垣江馬家に遊学中であった。父珪碩は江馬家での六年間に及ぶ遊学を終え三〇年を経過していたが、まだまだ現役で本洗馬において地域住民の施術に当たっていた。本章二節の「美濃蘭方医江馬家」で示した通り、嘉永二年十月までには京都に伝わった牛痘種痘法は、京都江馬家を介して大垣江馬家に伝わったと考えられている。その医療情報と処方箋は、留学

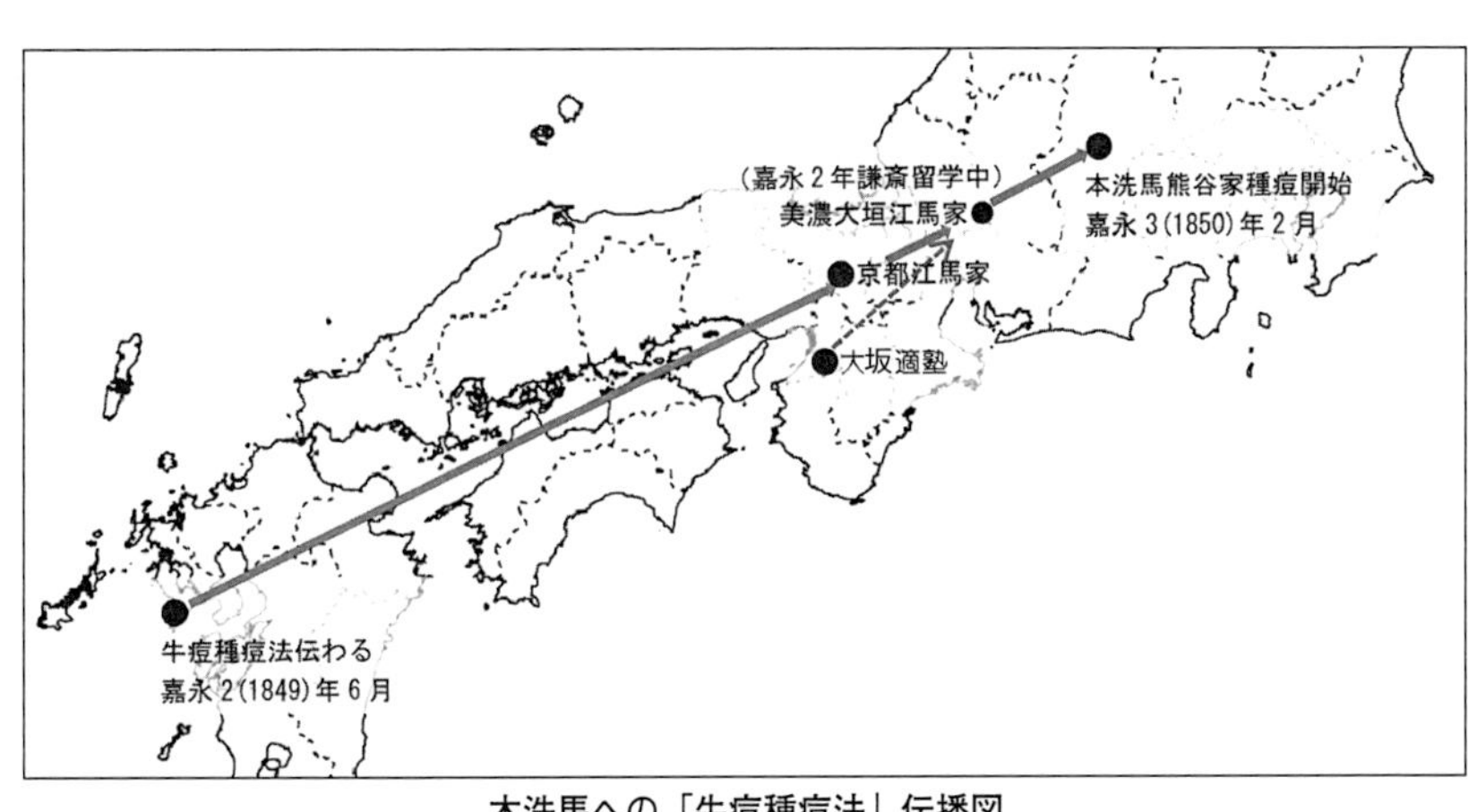

本洗馬への「牛痘種痘法」伝播図

中の熊谷謙斎によって大垣江馬家から本洗馬村の父珪碩へと時を移さず伝わったのであろう。

一方、江馬家第五代江馬信成は、嘉永二年大坂適塾で蘭方医学の勉強を始めていた（適塾の「姓名録」）。適塾緒方洪庵の指導の下大坂除痘館が開設されたのは嘉永二年十一月である。種痘の技術情報は、江馬信成により大坂適塾から大垣江馬家へと伝わった部分もあったのかもしれない。

大坂除痘館からは、嘉永二年内に二一か所・嘉永三年には五八か所の関西地方を中心とした分苗所が広まっているが、その中には大垣江馬家の名前はない（古西義麿「大坂の除痘館分苗所調査報告（二）」[注17]）。また『生々堂並常盤屋文書目録』を見ても、痘苗搬送に関わる書簡は今の所見つかっていない。ただ大垣江馬家と京都江馬家・大坂適塾はそれぞれ門人子弟の間柄であり、種痘技術情報は深く理解されていたはずである。また、幼児を準備して次々に植え継ぎをしていかなければ痘苗が絶えてしまうという心配もあり、種痘を加速度的に進めざるを得ないという医師側の事情もあった。同門あるいは近隣の医師たちが協力し合い、急速に種痘を拡大していったのであろう。さいわい京都・大垣・本洗馬とも江戸時代の五街道中山道沿いに位置している。本洗馬での初めての種痘記録は「嘉永三年二月十四日村内にて三人」(『洗馬郷土資料』)であり、大坂除痘館開設後わずか三か月足らずであった。ちなみに現在の新型コロナワクチン接種は、日本では令和三年二月十七日に医療従事者に初めて接種が行われ、私が第一回の接種を受けたのは同年七月になってからである。

本洗馬での種痘開始

嘉永三年、四年の本洗馬での種痘実績を『洗馬郷土資料』から掲載する。これは「生々堂文書」の「種痘謝義受納帖」「種痘録」などから転載したものと思われるが、残念ながら嘉永三年分の「種痘謝義受納帖」の原本は紛失し、見えなくなっている。嘉永四年の「種痘謝義受納帖」(生々堂文書五一号)を口絵iii頁の写真に、訳文を巻末資料4に示した。種痘は高遠藩洗馬郷の本洗馬村を手始めに、洗馬村・朝日村の郷内七か村周辺から始まったが、すでに一年目に松本平南部一帯に及んでいる。種痘時期は農閑期でもあり、痘苗も安定している冬から春先に集中していた。

【嘉永三年】

二月	十四日	三人	村内
	二十一日	八人	村内
	二十八日	一八人	中町・下西洗馬・岩垂・堀金
三月	五日	二六人	下平・岩垂・針尾・太田・堅石
	十一日	五人	岩垂・堅石・今井・大池
	十七日	九人	郷原・西洗馬・堅石

【嘉永四年】

四月	十九日	八人	下今井・神戸
五月	二日	一一人	今井
	十四日	六人	大和田・小曽部
	十八日	三人	小曽部・西洗馬及び村内
	二十日	二六人	(同上)
	二十六日	二二人	(同上)

二十三日	五人	堅石・郷原
二十九日	九人	犬飼・小池・村井・奈良井
十月　十七日	二人	村内
文月（七月）	二人	下町・中町
計	八七人	

計	七六人

種痘の普及

熊谷医家には嘉永四年以降明治十二（一八七九）年まで、「種痘謝義帳」または「種痘録」の記録が断続的にのこっている。ここでは万延二（一八六一）年の「種痘録」の表紙の写真を口絵ⅳ頁に、一頁目の写真を左に掲載した。青木歳幸（注3）によればこの年の被接種者二八三人の平均年齢は男四・二歳、女四・三歳であるが、安政二（一八五五）年の被接種者の平均年齢は三・一歳であった。接種年齢はどちらの年も二歳が一番多い。これは幼児から種痘を始めたが、評判を聞き七歳以上の未接種者がつぎつぎと接種を受けるようになったためとしている。また熊谷貞良（注1）によれば、種痘の謝礼も嘉永四（一八五一）年から万延元（一八六〇）年までほぼ一〇年で金一分または二朱から銀一朱に低下、これも種痘の普及を物語っている。

万延２年種痘録１頁目
（生々堂文書55号）

萬延二辛酉　正月
西洗馬
正月五日
一〇〇下苗　安左衛門
左十顆右三顆　四才男
同所
一〇　下苗　庄吉
左十三顆右八顆　十一才男
同人
一〇　下苗　七才男
左十顆右三顆

訳文：「下苗」とは痘を植えること

「生々堂」の記録によれば、種痘実績は慶応二年までに松本平南部（洗馬郷・松本藩・幕府領）を中心に木曽谷・伊那・

右種痘術免許候事
筑摩縣管下
筑摩郡元洗馬村
熊谷珪碩
明治六年四月
大分縣貫士
東京府寄留
山田真人

熊谷珪碩の「種痘免許証」
（生々堂文書《採番無し》）

高遠にまで及んでいる。明治七年には文部省から「種痘規則」と「種痘心得」が布達され、種痘医師免許証・種痘年度記録の届け出や、被種痘者への種痘証の発行が義務付けられた。翌明治八年一月、「種痘規則」の書式に沿って謙斎が手書きした、本洗馬村の七歳の女子への「種痘証」がのこされているので口絵写真ⅳ頁で紹介した（「生々堂文書」六八号）。また布達前の明治六年にすでに自ら種痘免許証を作成しているので、これも上に写真で紹介する。

信州初の集団種痘

信州の種痘実績について、熊谷貞良「信州に於ける初期の種痘」によれば、「松代藩が嘉永三年種痘を実施し、好成績を収めたのが初めてである」とあるが、青木歳幸の最新の研究では、嘉永二年末に松代藩の佐久間象山が江戸で牛痘苗を入手し、松代に帰国して領内一統への種痘を計画したが実現できなかった。その間の事情を以下のようにしるしている。

「熊谷家とほぼ同時期の嘉永二年末に、江戸で牛痘苗を入手したのが、佐久間象山であった。（中略）桑田立斎のもとで種痘法を学んでいた半井仲庵は、江戸福井藩邸で種痘を開始した。そして松代に帰国予定の佐久間象山に痘苗を渡し、《向後信州ハ勿論其他近国迄も逐々伝播候様、急度相約申候》（『白神記』）としたが、『象山全集』上巻によれば、象山は前年に生まれた息子の恪二郎に接種を試み、知人にも接種し、松代領内一統への接種を建言したが実現しなかった」(注18)。『長野市誌』(注19)には「天然痘予防の種痘も万延元（一八六〇）年には松代藩士舘三郎により鬼無里村など領内に実施されていた」とある。象山門人であった舘三郎が松代藩に種痘を建言して実際の種痘が始まったのはかなり後年になってからと思われる。信州での本格的な種痘は、嘉永三年の熊谷家のあと、同四年に小諸藩による領内への組織的種痘、同六年に上田藩による藩医林修庵を中心とした種痘、そして安政にかけ松本藩が続いた。「本洗馬村での信州初の種痘実績」は、動きそうもない。

痘苗の確保

一週間ほどで効力が失われる痘苗の確保は、種痘医にとって最大の苦労の種であった。本洗馬での種痘開始とその効力が刺激になったのであろう、高遠出張中の珪碩も高遠で種痘を依頼され、できるだけ新しい痘苗を送るよう本洗馬の謙斎に依頼している。逆に高遠での種痘により良好な痘苗が入手できれば直ちに本洗馬に遣わすので、植える準備をするように謙斎に指示を出している。

「（前略）関屋の種二十五・六日ならでは取れ申す間敷存じ候間、取候らえば善便次第直に遣わし候間、約束いたし置き、直にうえ申す可く候、此度は種を取候も只一日間を置き、直にうえ候故、付方よろしく御座候（後略）」（「生々堂文書」一二九号）。

また江馬春齢から謙斎への手紙には、謙斎が江馬家に痘苗の送付を依頼したがあいにく手切れとなり、京都から取り寄せたが熊谷家に届ける手立てがないとの書簡もある。

「（前略）然れば去年痘苗の儀仰下され候処、折節小家に手切れ致し候、京師へ頼み遣し候ても、直に貴地へ差上候儀も便宜も之無く、かたがた延引致し御気の毒存じ奉り候、江戸表より小家にても、又々種痘相初め申し候、相替わらず多人数来たり候、併ながら二〇人宛に定め申候、（後略）」（「生々堂文書」一五〇号）。

このように蘭方種痘医は医師のネットワークを通じて互いに痘苗を融通しあっていた。松本平でも、諏訪藩北熊井の医師赤羽俊騰は、幕府痘科医師池田家の信州門人四人の一人であり、熊谷医家には俊騰からの書簡ものこる（「生々堂文書」一五八号）。松本平では熊谷医家（江馬門との技術交流と痘苗融通）・赤羽医家を中心とした種痘のネットワークが形成されていた可能性が高い。

種痘を受け入れた人々

牛痘種痘受け入れに当たっては漢方医との軋轢があった。特に漢方医の勢力が強かった江戸では、嘉永二年三月に「蘭方医学禁止令」が成立し、江戸お玉が池種痘所設立は大坂除痘館開設後八年、安政五年五月であった。また当時はまだ細菌やウィルスの存在など解っているはずも無く、「牛痘を植えると、牛になって角がはえてきてしまう」という噂が巷にささやかれていた。そのためか、牛痘種痘の開発者ジェンナーが自分の息子に最初に種痘を植え副作用を確認したことが、明治の国定教科書でも美談として扱われてきたほどである。

ふりかえって当地本洗馬では、本章三「本洗馬での種痘開始」の表で示したように、種痘初

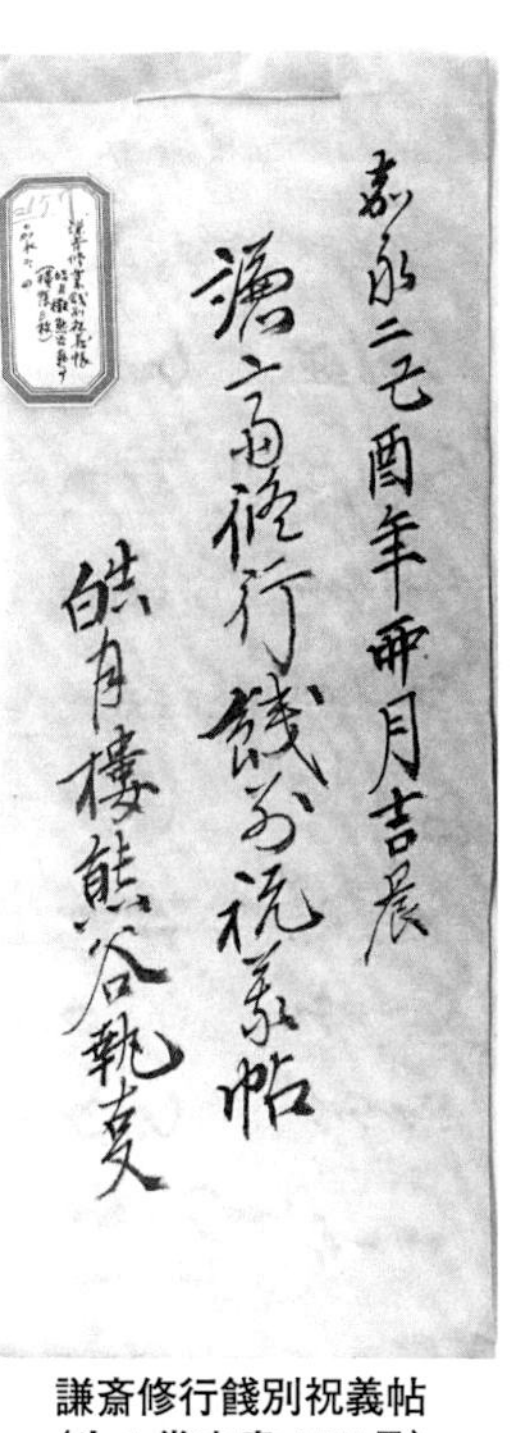

謙斎修行餞別祝義帖
（生々堂文書 157 号）

年度の嘉永三年のみで洗馬郷を中心に八七名もの小児が種痘の接種を受けている。村人は、蘭方医学を修めようとの決意をもって旅立った謙斎を、大きな期待と共に送り出していた。「謙斎修行餞別祝義帳」（生々堂文書一五七号　右の表紙写真参照、訳文は巻末資料5）をみると、二〇軒以上の村人が手ぬぐい・米・扇子・まんじゅうなどの現物や金子（一〇疋～三〇疋）を祝いに贈った。栗林の浅田家は野羽織を贈っている。訳文を巻末資料5に示した。

また釜井庵師匠大脇正蔵（号：信就）は、謙斎の旅立ちに対して送別の歌を送っている「名の高き人もおほけれまなぶちもみ業はやがてみの、おおがき　後の卯月朔日　信就　謙斎様」（生々堂文書一六二号）。ここには村人の熊谷医家への期待、四代に渡って築き上げた深い信頼関係が見て取れる。と同時に、外来の文化・先端技術を積極的に受け入れ、新しい医療技術にも寛容であった洗馬文化の一面を如実に示していると思う。

注記

1　熊谷貞良「信州における初期の種痘」（『信濃』第三次九巻十一号、昭和三十二年）
2　青木歳幸「熊谷珪碩・謙斎覚書」（『信濃』第三次二七巻十一号、昭和五十年）
3　青木歳幸「信州における初期種痘と熊谷家」（『在村蘭学の研究』思文閣出版、平成十年）
4　青木歳幸「なぜ蘭学が本洗馬に根づいたのか」（『平出博物館ノート』十二号、一九九八年）

5 中原文彦「信州初の集団種痘をした本洗馬村医師―蘭方医 熊谷珪碩・謙斎―」(『感染症をめぐる歴史認識と教材開発のための基礎的研究』令和三年度広域科学教科教育学研究費成果報告書　東京学芸大学)、令和四年三月

6 中田雅博『緒方洪庵　幕末の医と教え』思文閣出版、二〇〇九年、一六七頁、一七〇頁、三三六頁

7 加藤四郎『小児を救った種痘学入門―ジェンナーの贈り物―』創元社、二〇一六年　三五頁

8 青木歳幸『江戸時代の医学　名医たちの三〇〇年』吉川弘文館、二〇一二年

9 吉村昭『雪の花』新潮文庫、昭和六十三年

10 『生々堂並常盤屋文書目録』序文中の家系図、及び中村善紀「浅田宗伯と熊谷謙斎」(「日本医事新報」別刷《第三三二二号》、昭和六十二年十二月二六日発行) 掲載の家系図によった。

11 「宗伯は文化十二(一八一五)年信州筑摩郡栗林村に生まれ、祖父・父ともに医を業とした。幼時句読を父に、医書を熊谷珪碩(本洗馬)に、詩書を木沢天童に、儒医の道を中村中倧(高遠)に学んだ。」(『東筑摩郡松本市・塩尻市誌　第三巻 現代下』、昭和四十年、七〇三頁)

12 青木一郎「大垣藩医江馬家と坪井信道」(日本医史学会関西支部『医譚』㊻、昭和四十九年)

13 江馬文書研究会編『江馬家来簡集』思文閣出版、一九八四年　一九三頁

14 上伊那誌編纂会『長野県　上伊那誌　第二巻　歴史篇』上伊那誌刊行会、昭和四十年　一一三七頁

15 長谷川正次『シリーズ藩物語　高遠藩』現代書館、二〇〇五年　七四、八一頁

16 岐阜県教育委員会「江馬家門人姓名録」(『岐阜県教育史』資料編　近世、平成十年)

17 古西義麿「大坂の除痘館分苗所調査報告(一)」(適塾記念会『適塾』No.38、二〇〇五年)

18 青木歳幸+W・ミヒェル『天然痘との闘いⅢ　中部日本の種痘』岩田書院、令和四年　一三七頁

19 長野市誌編さん委員会『長野市誌　第四巻　歴史編　近世二』長野市、平成十六年　五二八頁

四章　結核の神様（熊谷岱蔵）

はじめに

六代目の熊谷岱蔵は、生涯を糖尿病の研究と結核医療の改革に捧げ、東北大学の総長を歴任する傍ら抗酸菌病研究所を設立、昭和二十七年には文化勲章を受章し「結核の神様」と言われるほどの功績を残した。

熊谷岱蔵博士の医師への道のりやその医療業績については、銀河書房『熊谷岱蔵』(注1)、『東筑摩郡誌　人物篇』(注2)、『深志人物誌』(注3)などにも紹介されてきたが、令和三年秋の本洗馬歴史の里資料館企画展「蘭方医　熊谷珪碩・謙斎展」を契機として、岱蔵と子息熊谷謙二の自家本『筆のまゝ』(注4)『雲庵随筆』(注5)や、関係者の多くの情報に接することができた。

今回は右の刊行書を中心に、特に郷土との関わりに触れながら、博士の生立ちや業績・医療観を紹介し、「熊谷イズムとその源(みなもと)となった思想」について、新たな知見も交え筆者なりの考察を加えた。

一　留学から東北の地に

岱蔵周辺の人々

熊谷岱蔵博士は明治十三（一八〇〇）年、東筑摩郡洗馬村の熊谷陸蔵ともとの長男として本洗馬村下町（現在の塩尻市洗馬元町）に生まれた。もとは「信州初の集団種痘」をした熊谷謙斎の長女であるが、同じ本洗馬村の「升屋」より謙斎が養子に迎えた陸蔵を婿とした。陸蔵は明治八年には東京の軍医学校に遊学したが、護身用の刀を帯びた「白木屋」という農家の当主を供に、中山道を徒歩で東京に向かったという（「わが家の系譜—雅号」『雲庵随筆』）。

遊学後は熊本病院に勤務していたが、謙斎の死（明治十二年）に伴い急遽本洗馬に戻り家業を継いだ。陸蔵は自由民権運動の「奨匡社」にも名前を連ねたが、明治四十（一九〇七）年から三年間東筑摩郡医師会初代会長を歴任し、大正十二（一九二三）年ころ仙台に移住するまで本洗馬村で医師を勤めた。左表に博士周辺の系図を示す。

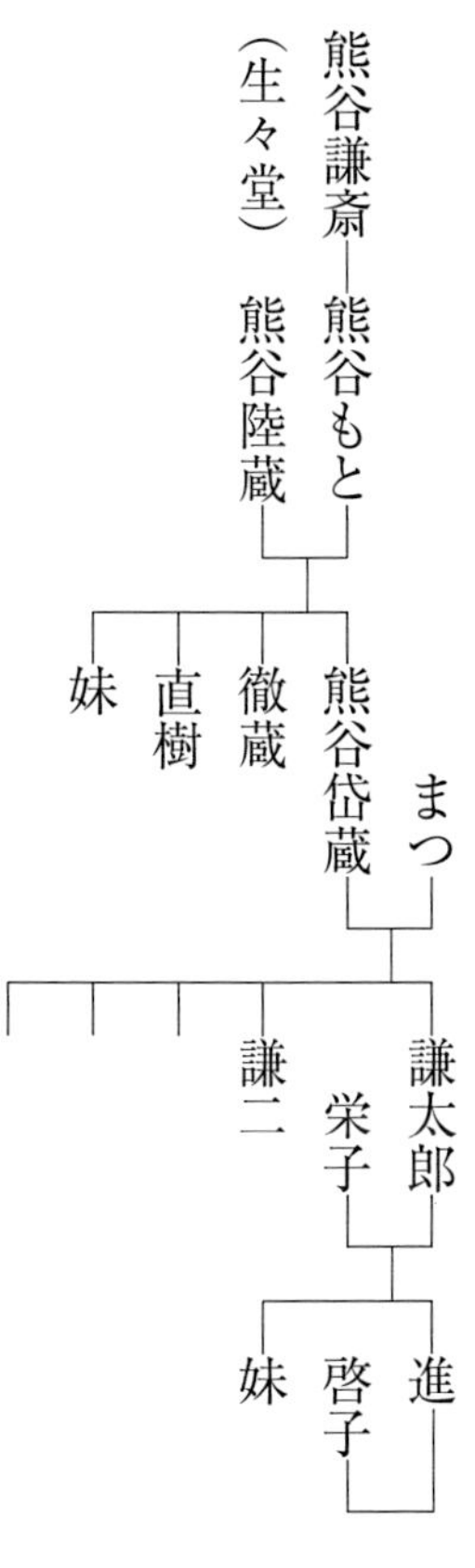

熊谷重松─熊谷万太郎┬重喜
（常盤屋）　　　　└貞良

岱蔵には二人の弟がいた。次男徹蔵と三男直樹である。徹蔵は東京帝大医学部を卒業後、青山内科教室に進んだ。日本初のドイツ官費留学生の一人であって明治天皇崩御時の拝診をした青山胤通男爵の娘婿となり、外科学の教授を務めた。また三男直樹も新潟大学教授・医学博士であり、熊谷三兄弟は、戦前の講談社の雑誌『キング』に、「全国出世番付表で東の関脇」にランクされるほどであった（『信州の人脈（上）』）。(注6)

熊谷岱蔵の妻まつは上諏訪町の白作呉服店（宮坂家）の出であるが、五人の男子と二人の女子を育てた。長男謙太郎は満州国首都の新京（旧称：長春）で大学教授をしていたが、終戦直前招集され（四十歳）、シベリア抑留後死亡した。五人の男子の内二人が、太平洋戦争の犠牲となっている「子を二人兵に召されて閑古鳥（岱蔵の友人ドイツ文学者小宮豊隆）」。謙太郎の妻栄子は戦後一時、長男進と長女をつれ洗馬で生活した。現在は東京目黒に住む進氏（整形外科医）が本洗馬の留守宅「生々堂」と墓を守っている。

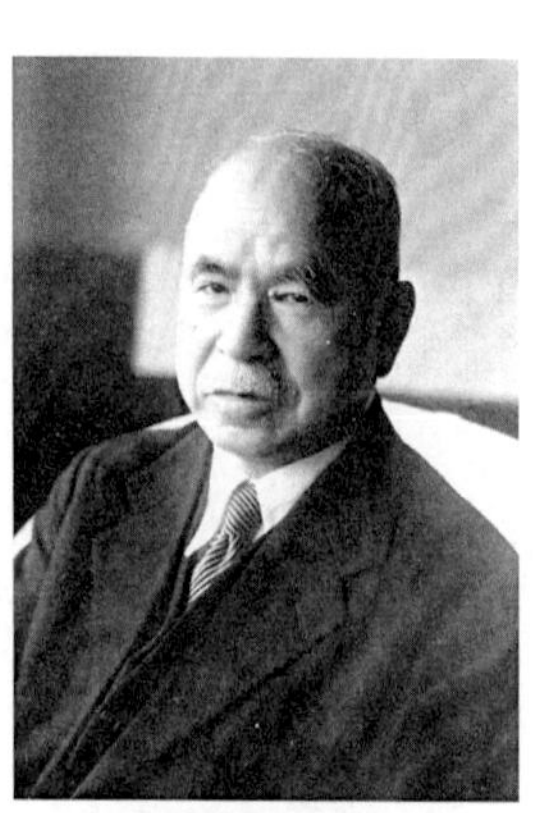

熊谷岱蔵博士
（『筆のまま』より）

昭和三十二年「信州における初期の種痘」（『信濃』）で初めて熊谷珪碩・謙斎の種痘の功績を紹介した熊谷貞良は、前述の「常盤屋」で紹介した謙斎の弟重松の孫にあたる。

長く教員を勤める傍ら、諏訪地域の医学界史について多くの小稿を残した。『白墨の粉』(注7)は氏の教員生活四〇年をつづった随筆集であるが、それによれば東京で育ち、塩尻桔梗ヶ原高校や岡谷南高校・岡谷工業高校で教員を勤めた。岱蔵のいとこにあたり、しばしば書簡を交換する仲であった。また、原子核物理学の世界的権威といわれ、可変エネルギー・サイクロトンを制作、日本物理学会会長を務めた熊谷寛夫は、岱蔵の弟直樹の娘婿にあたる。寿村青木家の出であるが、東京帝大助教授をしていた昭和十四(一九三九)年に、直樹の長女と結婚し熊谷と改姓した。博士の主な経歴は巻末に示したので参照されたい。

医師はドイツ語の勉強から(外語大から東大へ)

徹蔵は二歳違いの弟、「田舎で子供のする遊びは大抵一緒にやったものである」と語っている。すがれ(地蜂)とり、かすみ網(小鳥とり)、奈良井川での遊泳・魚とりなどであり、夢中になってあやうく溺れそうになったこともあった。岱蔵は徹蔵・直樹の二人の弟と同じく信州の名門松本中学を出たが、岱蔵のみは松本中学を卒業すると、まず東京外国語学校ドイツ語学科進んだ。西洋医学を学ぶにはドイツ医学、それにはまずドイツ語からという考え方であった。次男謙二が岱蔵を「長距離選手、それもマラソンランナーの様な人」と例えていたが、基礎からじっくりと粘り強く積み上げていく岱蔵らしさが感じられる。明治三十九(一九〇六)年東京帝国大学医学科を卒業したが、そんな「より道」により卒業は弟徹蔵と一緒となった(「弟徹蔵の想い出」『筆のまゝ』)。

渋沢栄一渡米団同行

明治四十二（一九〇九）年、渡米実業団（団長は当時の第一銀行頭取渋沢栄一）の一員として渡米した。米国東部沿岸の商工会議所議員の日本訪問の御礼として招待され、実業界の大物四十数名が渡米視察することになった。異郷での病気を心配し逡巡する老人が多い中、大学を卒業して洗馬に帰省していた岱蔵ら若手医師に、急遽付添い派遣の命令が下ったのである。当時の外務大臣は小村寿太郎、送別会では「アメリカの医学等は日本の医学者からみれば大したものでないから、それよりもアメリカ人の敢為（かんい）（物事を押し切ってする：筆者注）に物事をやることをみてきたらい丶」と言われたそうである。

ニューヨークではロックフェラー研究所で野口英世に会ったりもしているが、あるときワシントン州の大学総長が来て、翌日の昼食会に招待されスピーチを依頼された。岱蔵は持参した医学関係の文献（医学史家富士川游（ゆう）に相談し借用してきた）から一夜づけでドイツ語で一つの演説を作り上げた。

翌日の席上では、二人の僚友の英語での演説に続き、岱蔵博士が原稿なしにドイツ語で演説し、拍手喝采を浴びた。岱蔵自身は「これは演説がうまかった為でなく、彼らのその頃学問語であったドイツ語でやった為であろうとおもわれる」と言っているが、医学校入学を遅らせてでも外国語学校でドイツ語を学んだ成果が発揮されたものであろう。残念ながら演説の内容は不明であるが、富士川游は代表作『日本疾病史』(注8)で日本での天然痘との戦い、特に人痘種痘・

牛痘種痘について詳しく述べている。博士は祖父、曽祖父が信州で初めて実施した天然痘ワクチン（牛痘種痘）の話も交えて話をしたのかもしれない（「アメリカでやった独逸語演説・四十余年前に見たるアメリカ合衆国」『筆のまゝ』）。

ドイツ留学から東北の地に

岱蔵は明治四十四（一九一一）年から三年間にわたりドイツへ留学し、ベルリン大学、ブレスラウ大学で内科学と免疫学・実験治療学を学んだ。犬の膵臓を完全に取り去ることで犬に糖尿病を作るという実験を学び、特に免疫学に関心を抱いた。

「熊谷君、君はみちのくの地へ赴いて、一つ西洋医学を広めてきてくれたまえ」。ドイツ留学を終えて帰国した三十歳そこそこの若手医局員（岱蔵）が教授室に呼び出され、東京帝大医学部教授青山胤通から声をかけられたのは大正二（一九一三）年のことである（山家智之「僕がきいた昔の話―研究員会室から」[注9]『加齢研ニュース第三六号』）。ちなみに東北大学加齢医学研究所は、結核とハンセン病克服を目的として昭和十六（一九四一）年設立された東北大学抗酸菌病研究所（初代所長：熊谷岱蔵）が、戦後改称され現在に至ったものである。その年（大正二年）岱蔵は仙台駅におりたち、十月には東北帝国大学医学専門部の教授を拝命、同時に専門部附属病院の内科医長となった。

東北大学の現在に通じる学風は「研究第一」「門戸開放」「実学尊重」である。設立間もない小さな大学で、東大や京大に対抗するためには学問を盛んにするほかないとして、岱蔵は研究を大いに奨励した。自らも管理人さんと二人で実用化間もないレントゲンを操作し、研究者を育成し、後に総長を務めた戦時中にかけては「研究所大学」と言われるほどの附属研究所を整備した。また「門戸開放」についても、子息の謙二が某同窓会での逸話を紹介している。

「席上ある同窓会員が本学の教授は母校出身の者から選ぶべきだという発言をしたところ、その時同席していた初代の熊谷岱蔵が立上がって、憤然として只今の発言はもっての他の発言である。ここに新任された諸教授は日本中から最適任者として教授会が選び出した方々であると話した」（「四代目に望む」『雲庵随筆』）。「門戸開放」を岱蔵自身が実践していた好例である。

膵臓内分泌学研究（大正期）

大正期の岱蔵は、「研究第一」の学風のもと日夜研究を進め、大正十一（一九二二）年秋、日本では初めて膵臓から糖尿病を予防する内分泌液（インシュリン）を分離抽出することに成功した。この時期日曜の他は、家族が余り顔を見ることがないほど研究に没頭していた。

毎日のように夕方になると箱に詰めた魚の内臓が台所に置かれていたそうである（「家庭における父を語る」『雲庵随筆』）。残念ながら発表がカナダのトロント大学のグループよりわずかに遅れ、ノーベル賞に届かなかったのは有名な話である。このことについて第二代内科医長大里俊吾は、「私に率直に云わせれば、日本の研究組織が欧米の研究組織（カナダの大がかりな研究陣）に及ばなかったのである」（「熊谷岱蔵先生を思う」『追慕』）と分析している。

二　結核の神様

亡国病・貧民病

結核は太古のエジプトや中国、日本では弥生時代の人骨から確認されている感染症の一つである。肺結核は明治初期まで労咳（ろうがい）と呼ばれ、発症した場合には死に至る「死病」として恐れられた。正岡子規、滝廉太郎、樋口一葉、石川啄木、昭和になっても竹久夢二、中原中也、結核を題材として『風立ちぬ』を執筆した堀辰雄など、この病の犠牲になった若き才能は枚挙にいとまがない。

癩病菌（らいびょう）と同様抗酸菌の一種であり、ドイツの医師、細菌学の第一人者ロベルトコッホにより、明治十五（一八八二）年結核菌が発見された。しかしながら日本は、明治から昭和の初めにかけ世界の先進国の中で結核の死亡率が最も高い国であり、亡国病・貧民病といわれたほどである。その歴史的背景について岱蔵は、昭和二十六年抗研誌「結核死亡半減」（『筆のまゝ』）の中で次のように指摘している。

結核の死亡統計では、欧州では一八世紀の中から末にかけ頂点をむかえ、人口一万対九〇であったが、それから次第に減少して現在は一〇以下となっている。日本では明治以降次第に増加して第一次大戦から第二次大戦にかけピークを迎え（人口比一万対二五）、戦後急速に減少し現在は人口比一一となった。日本の結核死亡の頂点は欧米より一〇〇年から一五〇年遅れているが、是は欧米では一八世紀の産業革命による工場労働者の集団生活・重労働・不衛生がピークを迎えその後待遇改善が進んだからである。日本では徳川時代から明治にかけては農業国であり、特定の家庭に限定して広がらず、それ故結核は遺伝と考えられていた。それが国の工業国化と共に「結核国化」が行われ、特に生活環境の厳しい貧民層に広がり、軍隊内による感染と帰郷による拡散が結核死亡率上昇に拍車をかけた。戦後の生活条件の改善や、集団検診、ＢＣＧ接種などが総合的に働いてこの結果を残した。

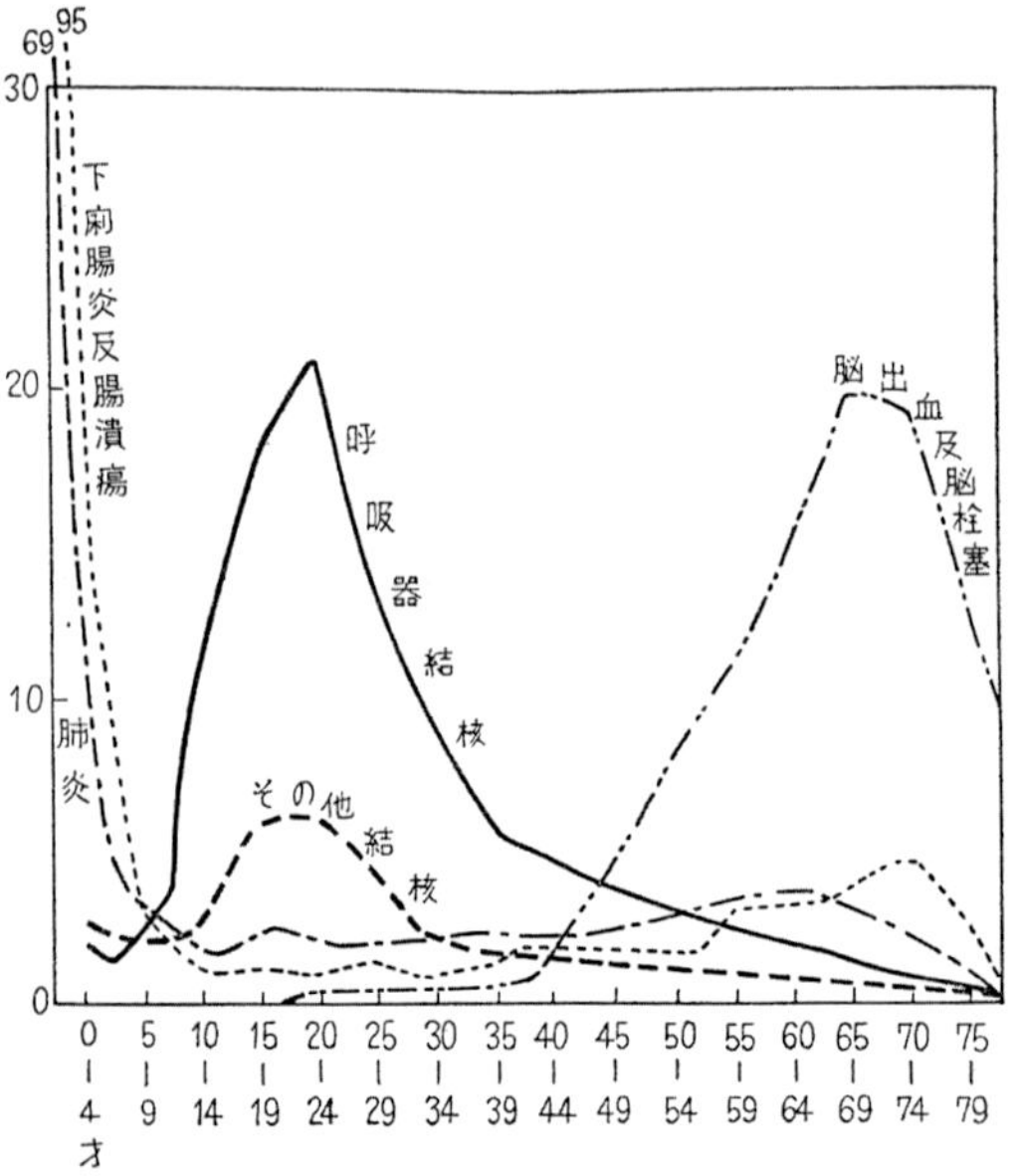

表　日本の年齢別死亡者（昭和８年）
（東洋人と西洋人の疾病に対する態度　『筆のまゝ』より）

また昭和十三（一九三八）年の東北大学文化講義「東洋人と西洋人の疾病に対する態度」（『筆のまゝ』）では、昭和初期の日本人の平均余命が四十五歳と欧米の五十歳から六十歳に比べて極めて短いのは、青年期の呼吸器結核による死亡が一大要因（米国等の三倍）であることを、さまざまな統計グラフを用いて分かりやすく説明している。当時の西洋人と日本人の結核に関する認識の差により、西洋ではゲーテを含め治療して全治してから大事業をなしたが、日本では頼山陽のごとく、不治の病を悟り無理をして仕事と討死せざるを得なかったと説く。結核が当時の日本国にとってさまざまな意味で亡国病とも言うべき重大疾患であることを論じている。

大学を挙げて研究に着手（昭和二年）

その岱蔵が本格的に結核の研究をスタートさせたのは昭和二（一九二七）年のころである。その間の事情について岱蔵自身「レントゲン懐旧談」（『筆のまま』）で次のような趣旨を述べている。「糖尿病の研究は仙台にはむかん。どこか金持ちの居る所へ移らねばならんと思った。…その頃の結核の患者は皆死んだね。菌の出るのは一人も癒(なお)らない。何とか癒らんかと思ってやるが癒らない。……（結核の患者をレントゲン写真で追跡する間に）どういうのはどうなっていくという系統立てが出来た。これで結核は学問になると思った」。

五章で詳述するが、彼は医師の目的を「人を助ける」と認識していた。東北ではあまり発症者のいない糖尿病の研究に一旦区切りをつけ、日本国中が亡国病・貧民病として恐れ呻吟している結核撲滅に、「研究第一」を理念とする東北大学医学部の総力を以って取り組む決意を固めたに違いない。

肺結核撲滅との闘い

昭和四（一九二九）年大日本内科学会の会長となった岱蔵は、人工気胸法、サナトリウム療法、集団検診、食事療法、ツベルクリン反応とＢＣＧ接種など、臨床で実績を重ねた結核療法を次々と提案し、可能な療法から実行に移した。昭和十（一九三五）年ころからは結核の早期発見と隔離を主張して仙台第一高等女学校で集団検診を始めたが、「父兄をいちいち呼んで、異議を申しませんという証文をとってから健診」したという（結核の神様―熊谷岱蔵、『信州の人脈（上）』）。

岱蔵らの研究の結果に基づき、時の政府の主導の下、日本学術振興会学術部第八小委員会（結核予防）が組織されたが、昭和十三（一九三八）年の第十回日本医学会総会にはその成果が総括されて公表され、委員長の岱蔵自らが「肺結核の発生と遂展」として特別講演を行った。教室にひと月近くも泊まり込んで、統計的な処理をして統計データをまとめ上げたという。

昭和十三年四月二日発行の『医海号時報二二七五号』(注10)にはその要旨が掲載されているが、①統計的に見た日本と世界の結核病の動向　②日本には結核死亡者が年齢別に青年期に集まることとその理由　③レントゲン撮影による結核の進展の考察　④ツベルクリン反応の人口三〇〇〇人の全村民検査の成績　⑤結核病撲滅のためには感染を最小限にすると同時に極力発病を防ぐべきことなどが記されている。

講演は結核病の歴史的考察から感染と進行及び治療と予防の全般にわたり、結核研究の画期となると共に、今後の結核治療について大きな方向性を示唆するものであった。この発表を一つの契機として、昭和十四年からは文部省で、全国の国民学校卒業生に対してツベルクリン反

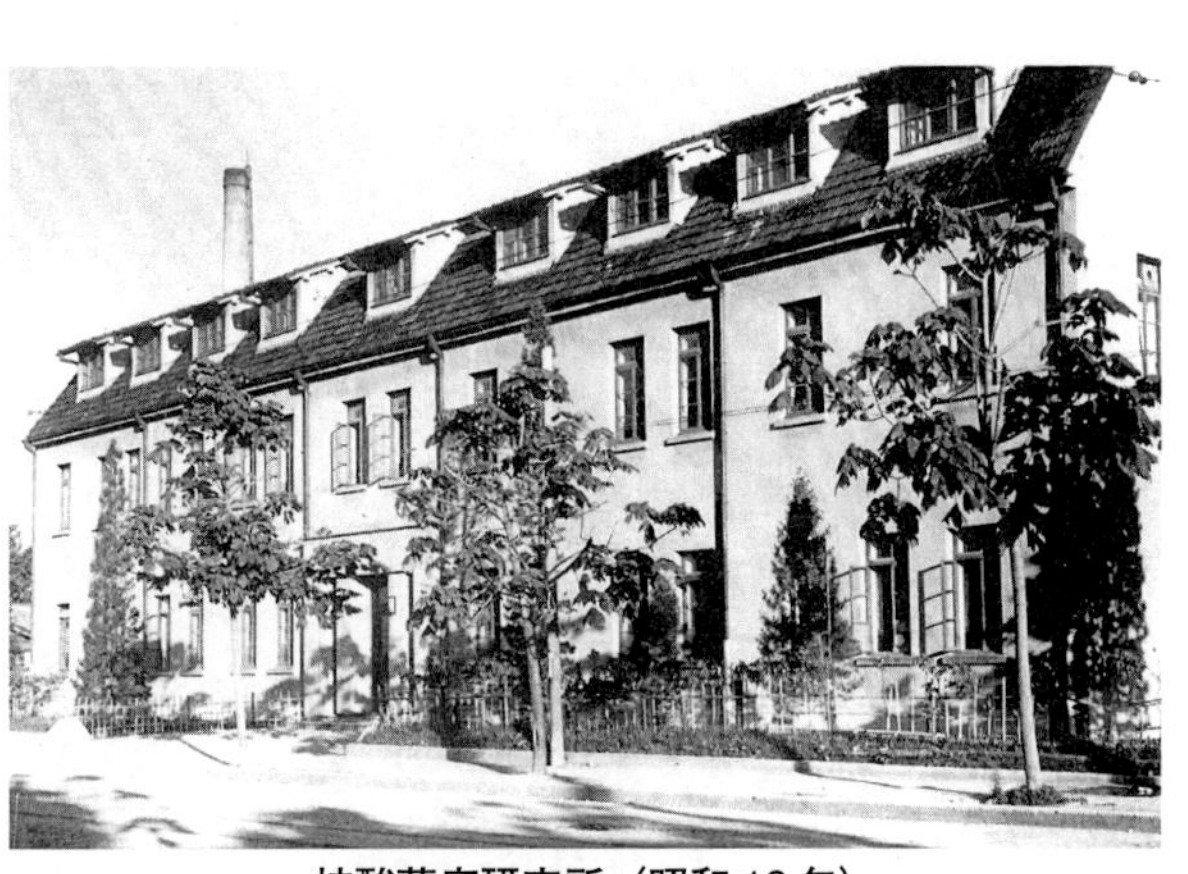

抗酸菌病研究所（昭和16年）
（『東北大学抗酸菌病研究所創立50周年記念誌』より）

応による検診とBCG接種を始めた。

当時、軍隊においても結核の蔓延は戦力の一大喪失であり、強い関心事であった。昭和十五（一九四〇）年五月、岱蔵は東北大学の第七代総長に就任、翌十六（一九四一）年十二月八日太平洋戦争勃発後わずか一週間後に帝国勅令をもって「抗酸菌病研究所」が設立される。また、戦時下「医術における攻撃精神」（『筆のまゝ』）のような軍部迎合ともとらえかねない小稿ものこしている。これらから熊谷総長の時代を、「国民の健康と人間の尊厳性、そして普遍的なヒューマニズムに徹する理念・良心を、はるか後景に追いやり、自らの研究の砦と大学機関の《発展・拡充》のみに最大の関心を払い、そのために巧みに軍や政府に迎合・追随していった、と断ぜざるを得ない」(注11)（一戸富士夫）とする向きもあるが、岱蔵の基本的な精神は「医術の目標精神は仁術であるべき」である。施す仁術に一般人も軍人もない。限られた時代環境の中で、いかに亡国病・貧民病を撲滅するのかという彼自身の医師としての覚悟を踏まえての行動と理解するが、彼の行動理念については本章三であらためて考察したい。

松はみどり

昭和十五年第七代総長になった岱蔵は、亘里郡浜吉田付近から大学構内に黒松を移植した。翌年のＮＨＫ放送原稿「松はみどり」（『筆のま丶』）では八頁を費やし、「松樹が我々日本人の生活、性情と如何程深く関わってきたか」を、『枕草子』や『徒然草』などの国文学を例文に説いている。片平キャンパスの北門から南門に至る南北道路には、今も一〇〇本を超える黒松が、四季を通して杜の都仙台にふさわしい趣を見せている。

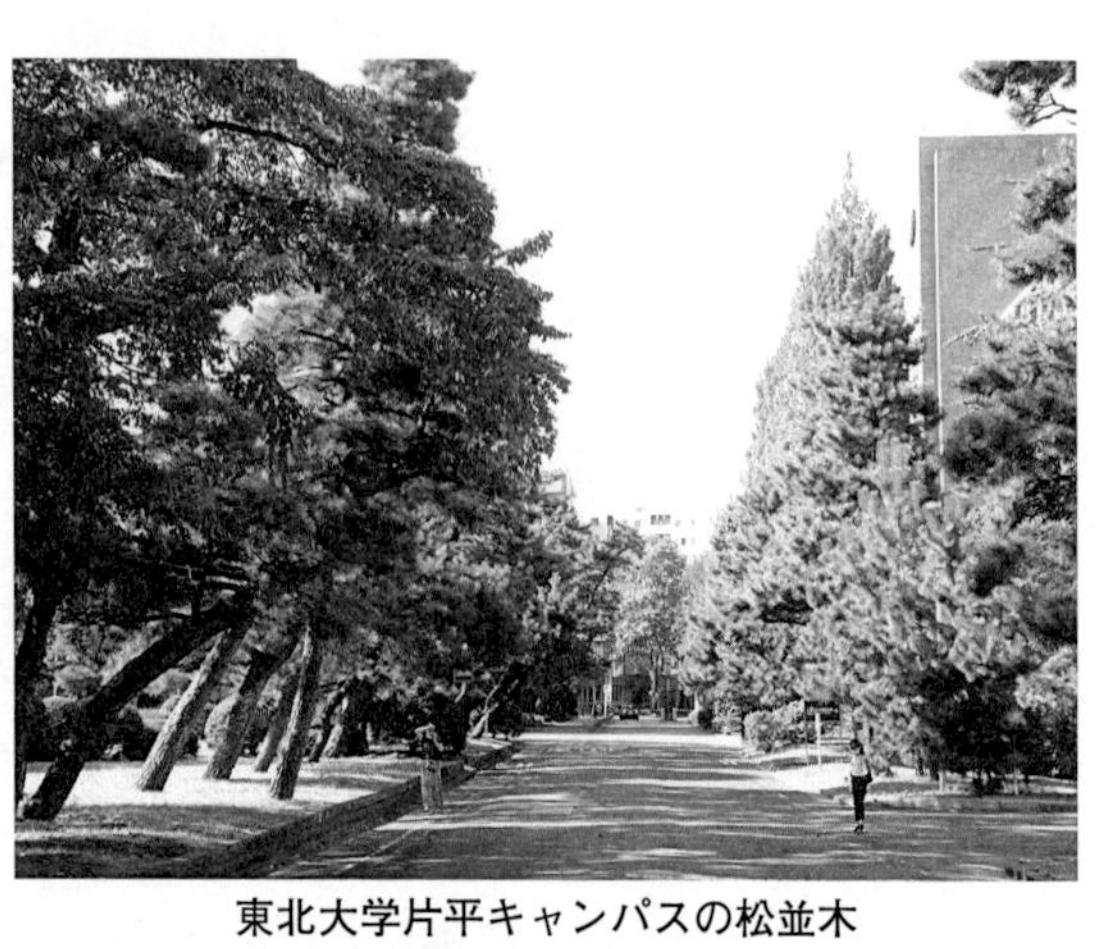

東北大学片平キャンパスの松並木
（写真提供　齊藤淳水）

ＢＣＧ接種

ＢＣＧ(Bacillus Calmette-Guerin)は、Bacillus（細菌）とこれを作った二人の名前（Calmette と Guerin）をとって名づけられている結核用のワクチンである。日本でのＢＣＧワクチン導入に至る経緯については「志賀潔先生を悼む」（『筆のま丶』、昭和三十二年仙台市講会堂における記念講演）に、岱蔵自身が次のように詳しく記しているので少し長いが引用する。

大正十一年から昭和二年までにフランスのカルメットとゲランという人が、牛の結核菌を膽汁（たんじゅう）の入った培養基に次々と植えて毒力の弱くなったものを飲ませたり注射したりすると、一程度結核を予防するということを報告したのであります。これが今日用いられているBCGで、志賀先生はこの菌種をパスツール研究所から持ち帰られ、この研究が始まりました。（中略）BCG委員会で一程度の成績が得られたので、私が主唱して時の政府に建議して採択せられ実行に移されるようになって今日に至りました。時は今次戦争勃発直前でありました。

これは昭和十四（一九三九）年から始まった、国民学校卒業生に対するBCG接種をさすが、博士が厚生省の結核予防審議会委員長に委嘱された戦後の昭和二十六年には、結核医療の公費負担制度が導入され、四月一日から全てのツベルクリン反応陰性者と疑似陽性者に結核予防法により皮内接種が行われるようになった。

これには後日談があり、この年十月「BCG有害論」が国会まで持ち出され議論された。岱蔵は結核予防審議会審査会委員長として「BCG接種は左記の理由により有効性を認めねばならず、また人間の生命は勿論、健康状態に対して全く無害であると言える。（中略）したがって結核の予防接種は現行通り実施して差し支えないものである」との意見書を、二一四頁に及ぶ『BCGに関する調査書』を添え厚生大臣に提出した。これらにより、社会問題化したBCG問題も結核予防法の規定通り接種を続けることで決着を見た（戸井田一郎「BCGの歴史」）[注12]。「BCG有害論」も、岱蔵が三〇年にわたって地道に積み上げた経験と実績には、道を譲らざるを得なかったのである。二〇一三年からは接種対象者を生後一年までに変更して現在に至っている。

それにしても牛の結核菌を弱めたものを結核用ワクチンとして使用することは、ジェンナーの発見による牛痘(牛の天然痘菌)をヒト用の天然痘ワクチンとして使う牛痘種痘と非常に良く似ている。信州では、牛痘種痘が日本に上陸した嘉永二(一八四九)年六月から遅れることわずか八か月の嘉永三年二月、ここ本洗馬の地で初めて牛痘種痘が集団で実施された。実施したのは岱蔵の曽祖父と祖父にあたる熊谷珪碩と謙斎である。これも単に感染症に関わる医師としてのめぐり合わせだけとも思えない。

文化勲章受章

岱蔵が文化勲章を授与されたのは昭和二十七年、朝永振一郎(原子物理学)、梅原龍三郎(洋画)、永井荷風(小説家)ら六名と共に、十一月三日に発令され宮中伝達式が行われた。岱蔵の墓碑には、子息謙二の撰文により「多年に亘る独創的なる結核研究の功績により文化勲章を授けらる」とある。

受賞を記念して、岱蔵が描いた南画風の菊の絵を背景に、受賞者が寄せ書きして色紙がつくられた。口絵ⅶ頁に色紙の写真を掲載した。信州人としては昭和二十一年度の岩波茂雄(出版)に続く二人目の受賞である。郷土洗馬の関係者としては、菅江真澄を見出し、昭和四年に本洗馬長興寺において「民間伝承論大意」の大講演会を開催して日本民俗学の創始者となった柳田国男(民俗学)が、岱蔵受章の前年に授与されている。

三者併用療法の普及推進

その間、昭和二十六年からは厚生省結核予防審議会委員長として、「結核の治療指針」の制定・改正を行い、有力な抗生物質（ストレプトマイシン、ヒドラジド、パス）の発見に注目して化学療法の普及につとめた。この間の事情を小稿「昭和二十九年度結核の治療方針の改正について」（『筆のまゝ』）で詳細に語っている。ストレプトマイシンの結核菌を抑え込む能力、ヒドラジドの病巣に侵入して結核菌を殺す能力、さらにパスを使用して耐性菌を防ぐ能力を組み合わせて、処方頻度の工夫などにより完全治癒をはかる三者併用療法を化学療法の切り札として強力に推進した。

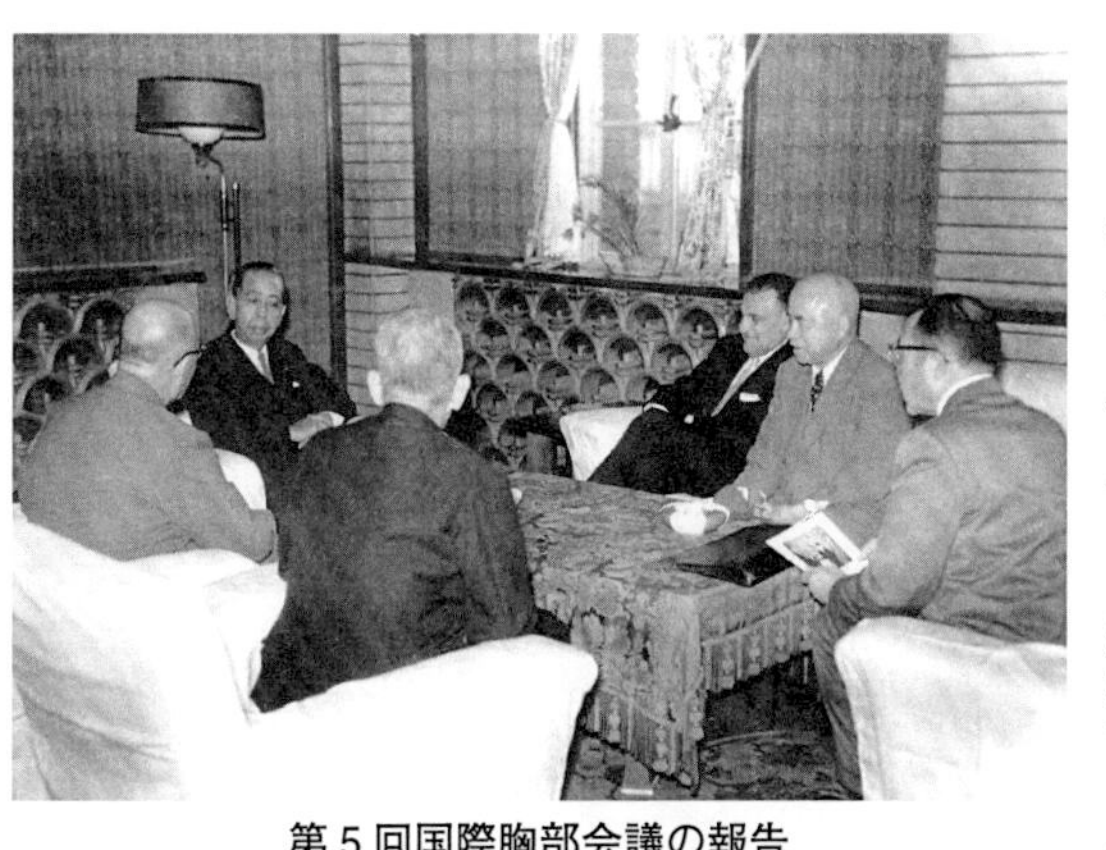

第５回国際胸部会議の報告
（右から２人目が熊谷岱蔵、左から２人目岸信介）

昭和三十三年には、東京で開催された第五回国際胸部医学会を会頭として主宰した。当時の首相岸信介を官邸に訪ね、会議の模様を報告している（写真参照）。さらに昭和三十五年には八十歳となっていたが、ウィーンで開かれた第六回国際胸部会議に出席した。その帰途ヨーロッパ、アメリカ、台湾に立ち寄り日本式三者併用療法の普及に努めている。その熱意を次男謙二は「父との交友」（『雲庵随筆』）で次のように語っている。「今では常識となっている三者併用療法の普及を図ろうとする父の努力と熱意というものは尋常一様のものではなかった。この方法を結核の治療指針に取り入れるまでには非常な反対と抵抗があった。この努力は父の死の瞬間まで続けられていた。結核の鬼、と言う表現は、父の晩年には全くの誇張なしにいわれてよいだろう」。

三　熊谷イズムとその思想

ヘナヘナはだめだ、ツンノメルマデやれ

文化勲章受章で紹介した「多年に亘る独創的なる結核研究の功績により」という言葉は、「熊谷イズム」を端的に表していると思う。しかしその一言ではとうてい語りつくせないほど、彼は東北帝国大学に赴任以降、目的を達するまでは執拗に食い下がった。『追慕　熊谷岱蔵先生を憶う』には、その数々のエピソードが紹介されている。

犬の膵臓摘出手術を行ったりする時は、大抵夜の七時、八時過ぎにさあやろうと始まって、「失敗しては幾匹も犬を無駄にした。（中略）十一時を過ぎて予備の犬が無くなると《隣から借りてこい》と成功するまではやめられなかった（大里俊吾）」。大学医学部総がかりでの結核への挑戦が山場を迎えたころは、「彼はベッドを教授室に持ち込んで、夜十二時と朝六時頃には研究室を巡回され叱咤鞭撻した（青柳安誠）」という。大学全体に研究に立ち向かうピリピリした雰囲気が漂っていたが、抗酸菌病研究所の大会議室に懸かる遺影の厳格さが、岱蔵の研究に関する決意を感じさせてくれる。本洗馬歴史の里資料館には、岱蔵の署名入りの同じ写真が伝

わっている（口絵ⅶ頁写真）。

岱蔵から内科学の講義を聞いた学生は、次のような有名な朱熹の詩を黒板に書かされたという（「階前の梧桐」『雲庵随筆』）。

少年易老学難成　一寸光陰不可軽
未醒池塘春草夢　階前梧葉既秋声

とにかくやろうと決心したら、万難を排してしてもやり遂げようとした。その姿勢は家族にも同じで「自分がやるだけでなく私どもに命じたことは必ず実行させた。途中で放棄したり無視してやらなかったりすると、父の怒りは物すごかった。「ヘナヘナ」という怒声が家中になりひびいた（「家庭における父を語る」『雲庵随筆』）」。

一方、岱蔵の研究手法は必ずしも統計的手法にこだわらず、個々の症例を大事に根気強く観察するタイプであった。そんな研究から構築された学説について、自説を曲げぬ確固たる信念を持っていた。具体的な例は「BCG有害論」や「三者併用化学療法」ですでに述べたが、岱蔵はその信念を「一生懸命に基礎をつみ上げて初めて出来るもので、世界に発表して注目される様な仕事は恐らく一生涯に一つ出来れば沢山であろう。小説家、又は書家などでも其の人の傑作と云うものは一生涯一、二に過ぎないであろう。沢山の傑作の有る様な者は例外的の非凡天才であり、我々凡人は（以下略）」（「科学の研究について」『筆のまゝ』）と語っている。

岱蔵は自らを決して天才ではなく、コツコツ几帳面に積み上げていく中等な人であり、そんな人こそ世界に問えるような大研究をなすことができると考えていた。

しかし積み上げた自らの学説を越えようとする研究や研究者について、新しい発見や時代の進歩に常に柔軟に対応していく姿勢も持ちあわせていた。中村隆は岱蔵が創始から三〇年にわたって勤めた東北帝国大学医学部第一内科の臨床医学教室三代目であるが、次のような趣旨の逸話を残している。少し長い引用になるが紹介したい。

結核と栄養に関する実験や食餌療法の研究をかなり詳しくやり、結核に本質的に良いのは脂肪よりも蛋白質を多くした時の方がBetterであることを確認した。私のこの見解は先生(岱蔵)の多年主張されてきた脂肪有効説とはいささか異なり、どう理解し納得してもらうか当時随分悩んだ。思い切って先生の自宅を訪問し、次々とDataをご覧にいれながら私の考えを述べた。先生はしだいに熱心に耳を傾けて下さり、やがて私の話が終った時、突然手をたたかれて奥様を呼び「酒をもってこい」とおっしゃられ「君は私の歩んで来た道を踏みにじってその先へ行った。今夜はゆっくり一緒に飲もう」とおっしゃられた。私はこの瞬間ジーンと胸が痛くなる思いがし、この時の気持ちは今なお忘れることができない(中村隆「私の恩師熊谷岱蔵先生を憶う」[注13]『臨床科学十一巻二号』)。

岱蔵の人間性と学問に立ち向かう姿勢が良く表れている逸話だと思う。

博士が永眠されたのは昭和三十七年二月十九日の八十二歳のことである。その一週間前まで病院で巡回をし、生涯現役をつらぬかれた。病床に駆け付けた子息謙二（当時国立東京第二病院内科医長）はその最後の様子を次のように日記に認めている。「母手を握り名を呼ぶ。父つぶやく。〝バアサン、サヨナラ〟母嗚咽す。子供、孫達、弟子にそれぞれ名をきいて手を握りうなずいたのち〝グッドバイ〟とかすかにつぶやき五分後に心臓の停止を見た（「生と死を哲学する」『雲庵随筆』）」。

胃癌がもとでの死であった。最後まで熊谷イズムを自ら実践して生涯の幕を閉じた、悔いのない人生であったかと思う。

一を主とす

岱蔵の口癖は「ヘナヘナはだめだ」と同時に「オリジナリティを持って〝一を主トス〟」であった。また「世界的な」という言葉が最も好きであったという。『筆のま〻』に掲載されている岱蔵の医術、科学、研究などに関する一連の小稿をみると、この言葉は「研究者が自由に自から考えてこそ医学の発展がある」という博士の理念から発せられた言葉であることが分かる。博士自身戦後もさまざまな重職をこなしながら、最後まで自らが一研究者であった。「研究中の先生はいつも本当に楽しそうで、お顔は誠ににこやか」[注13]であったという。

「抗酸菌病研究雑誌発刊の辞」では、「日本においては徳川時代鎖国の為に科学の発展は全く停止したが、有為の士は儒学に走るか医学に赴いた。朱子学が御用官学となり陽明学等他の儒学は異学として弾圧されたが、獨り医学は完全に自由に研究することができた」と説く。「疾病は人種の如何、階級、老幼、男女を問わず公平に冒すものであり、特に我々が研究の対象とする抗酸菌による疾病は一般人に最も嫌われるものであるが、その研究は自由である。既知の領域を突破して、今まで神秘であった領域に突入したいものである。このためには何を研究するということが重要ではなく、如何に研究するということが重要である」と、熱く語っている。

日本人は研究（独創性）の能力がないとの巷説に対して、江戸時代初期既に関孝和がG.Hライプニッツより早く行列式論を作り上げた例、近々では湯川秀樹博士が紙と鉛筆のみでノーベル物理学賞を受賞（一九四九年）した例をあげ、自分から考える力は決して世界に劣らないとした。また日本で研究の成果が上がらない主な原因の一つは、研究者の助手が多すぎて研究事務員になってしまい、自分から考える力が減退してしまっていることだということを、日本と米国の助手の比率を具体的にあげながら厳しく指摘している（「研究とその制度」）。

自らとことん考え抜くことがオリジナリティ（独創性）を生み、強いては世界的な研究の源になることを、自ら実践しつつ教え続けた研究生活であった。だからこそ「ただ研究を利害得失のために歪曲することは慎まなければならぬ。研究そのものは、時の政治や利己の便宜によって左右されるべきものでない」といった至言も出てくるのであろう。

また日本の研究にたいする応用技術の遅れを、すでに戦後間もないころから鋭く喝破している。王陽明の「知行合一」の思想をあげ、「行へない事は、実際の知識ではない」とまでいう。折角の研究成果も実地化の遅れにより欧米の大学に後れを取ってしまう（「科学の研究について」）。これは祖父・曾祖父の代に修業した高遠藩実学に相通じる。現在のコロナウィルスワクチンの開発競争の遅れを見て、岱蔵がいまだに存命であるならばいかなるコメントをするであろうか。

総合力一（科学と文化と医療）

岱蔵のことばの端々からは、自然科学と人文科学の総体（研究開発・実用化・文化・教育・経営など）から最適な医療を構築しようとする姿勢が強く感じられる。しかもその視界は、日本のみならず世界に開いている。それは岱蔵の『筆のまゝ』に納められた小稿のタイトルを見るだけでも明らかであろう。以下はその一部である。「表現の東洋的なものと西洋的なもの」「民俗と学風」「ロベルト・コッホ先生」「日本語の表現の欠陥」「科学の研究について」「医術の倫理性について」「アラビア医学の復興」「学校教育の功罪」「文化は創造である」「医学・医術及び医道」

一例として「文化は創造である」の中で岱蔵は「文化の根源は思想である。即ち考えることである」という。文化は国や民族の思考の積み重ね（歴史・宗教・気候・風土などが影響）であり、これが端的に表現される様相が衣食住である。自然科学はその思考の方法を探す学問であり、その生活状態が異常になった時にこれを訂正するのが医学であり、異常にならぬ方法を講じるのが予防医学であるとする。したがって文化（生活）と医学は切り離せないものであることを、近代生活をしようとすると高血圧や脳溢血が増える例、肺結核の食餌療法として脂肪蛋白質を増やすと糖尿病や盲腸炎が増加する例などから説明している。そして地域や民族の文化生活に合わせた医療施策が必要なことを強く示唆している。また同様に、東北大学総長期になされた岱蔵の事務改革の提案でも(注14)、官吏の専らとする法律や経済だけではなく、哲学や歴史などの科目を教授する必要性を説き、自然科学や体育などを学ぶ重要性も述べている。

それでは岱蔵は、自然科学と人文科学にまたがる広くて深い視点を如何にして身につけていったのであろうか。

岱蔵は昭和二十年七月九日の空襲により仙台元鍛冶町の自宅を失ったが、一番残念がっていたのは岱蔵が所蔵していた書物が全て灰燼に帰したことであったという（「学校教育の功罪」『筆のまゝ』）。特に自宅の「生々堂文書」からも一部持ち込んだであろう漢学、国文学など文化関係の古典、あるいは中国や西洋から取り寄せた科学文化の冊子、書画などは岱蔵にとってかけがいのないものであった。満州で戦病死した長男の多くの英文書（遺品）を原文で読もうとし中々歯が立たなかったが、小泉八雲の東京大学での講義（英文学の批評）集録を通読して参考になったともある。

また蔵書の焼失を心配して各方面から多数の寄贈があった。その中にはバートランドラッセルの「西洋哲学史と、その古代より現代に至る政治社会環境との関係」といういかめしい表題の付いた九〇〇頁に及ぶ哲学書もあったが、読み始めると面白く半分を一気に読み終えたという。小泉・ラッセル共に名文（平易明瞭で誰にでも親しめる）であるのは、学校教育で型にはまった考え方、表現の仕方を学ばなかったためと結論付けているのだが、『筆のまゝ』の小稿をひとつひとつ読み込んでみると、岱蔵の広くて深い知識の源泉の一つが読書であったことが良く分かる。小幡圭祐が「熊谷岱蔵の知的基盤と戦時期東北帝国大学」(『帝国大学における研究者の知的基盤』第六章)でいう「熊谷にとって最も重要な知的基盤は、読書経験であったと考えられる」(注15)は、将に的を得た指摘であろう。

元来熊谷医家は医学と文芸双方に通じる家系であった。概要は本誌第一章で紹介したが、医師であると共に代々歌号や画号を持つ「洗馬文化」を代表する文人でもある。初代永通から父陸蔵にわたる代々の医学関係史料・書簡・和歌・俳句・漢詩などの他に、『土佐日記』『源氏物語』『つれ〴〵草』『太平記』などの写本が「生々堂」の蔵の中には眠っていた。多感な青少年期に、それらの文学書にも目を通していたのかもしれない。

総合力二(東洋への視点)

岱蔵は『筆のまゝ』のなかで、随所に日本と欧米の疾病に対する認識や治療法を比較している。「西洋の医学は今日ではあまり専門的となって全体を総合鳥瞰的に見ることを欠き、此の点、東洋医学の始から総合的なる方が勝っているが、東洋には疾病に対する確実な知識が一般に普及していない事と、薬物崇拝に陥り過ぎて居ることを強調したい(「東洋人と西洋人の疾病に対する態度」)」。岱蔵はドイツへの三年間の留学を含め、大学医学部などで系統的に最先端の西洋医学を学んだ。近世日本の医療史は、江戸時代の漢方の時代から蘭方そして西洋医学へと変遷を経ているが、岱蔵で六代目となる熊谷家も全く同様の歴史をたどっている。

その岱蔵が西洋医学一辺倒となるのではなく、漢方をはじめとした日本従来の医療手法に一目置いている点は、彼の医療理念に通じるものがある。

いたずらに西洋の科学技術や文化のみを受け入れない姿勢は、旧制松本中学（第十九回、明治三十一年）の同級生でフランス文学者の吉江喬松（たかまつ）も同様であった。吉江は号を孤雁、フランス留学後早稲田大学の仏文科を創設、フランス文学・文化の日本への紹介によりレジオンドヌール賞を受賞したが、多くの散文集を残した。その一編『夏』では、「夏、欧州では窓を閉め鎧戸をおろし人為的に防ごうとする。日本の家屋では一切を取り払い、風通しを好くする」（注16）と、自然と共生しようとする日本人の生活様式を愛でている。東洋西洋の科学文化の特性を踏まえつつ、それが東洋式であっても西洋式であっても、自ら考え抜いた最良なものを世に問う姿勢は両者に共通している。「自治と自由」を標榜する旧制松本中学（現松本深志高校）の校風が、二人の考えの底流にあったのかとも思う。

漢方の巨人浅田宗伯は、第三章二「珪碩・謙斎周辺の人々」で紹介した通り熊谷医家の近縁にあたる。「医は仁術」の理念は宗伯の最も重きを置いた理念であり、本洗馬の自宅の「生々堂文書」の中には宗伯からの書簡や漢方関連の技術書「傷寒論正文（写本）」（生々堂文書七号）、中村元恒「傷寒論直図」（生々堂文書一七号など）も多数残っている。当然それを目にしたこともあったであろう岱蔵の出した結論は、「病気を治療するには東洋の薬一辺倒といい、又西洋の自然一辺倒（自然の治癒の助けとしてのみ薬を使用：筆者注）というでもよくない。両方の長所をとり、中道を行くことが緊要であろう」（「医療と伝統」『筆のまゝ』）であった。

文人医師

岱蔵が書を始めたのは次男謙二によれば意外に遅く大正十二（一九二三）年、七〇〇坪の元鍛冶町の家に移り本洗馬から両親をよびよせた四十歳過ぎであったらしい。岱蔵はその間の事情を『筆のまま』の序文で次のように振り返っている。「子供の頃から表現ということが苦手で、小学生の頃から字を書くことができなかった。父が督励したが、すればするほど下手になった。医者になりこれは書痙（しょけい）であることがわかった。四十何歳かのときにある書家に話をしたところ、先生がこれは面白いと思ったとみえ、出張教授に来てくれるようになった」。助手時代には妻や弟に筆記させたり、外国ではタイピストに口述して文書を作っていたが、

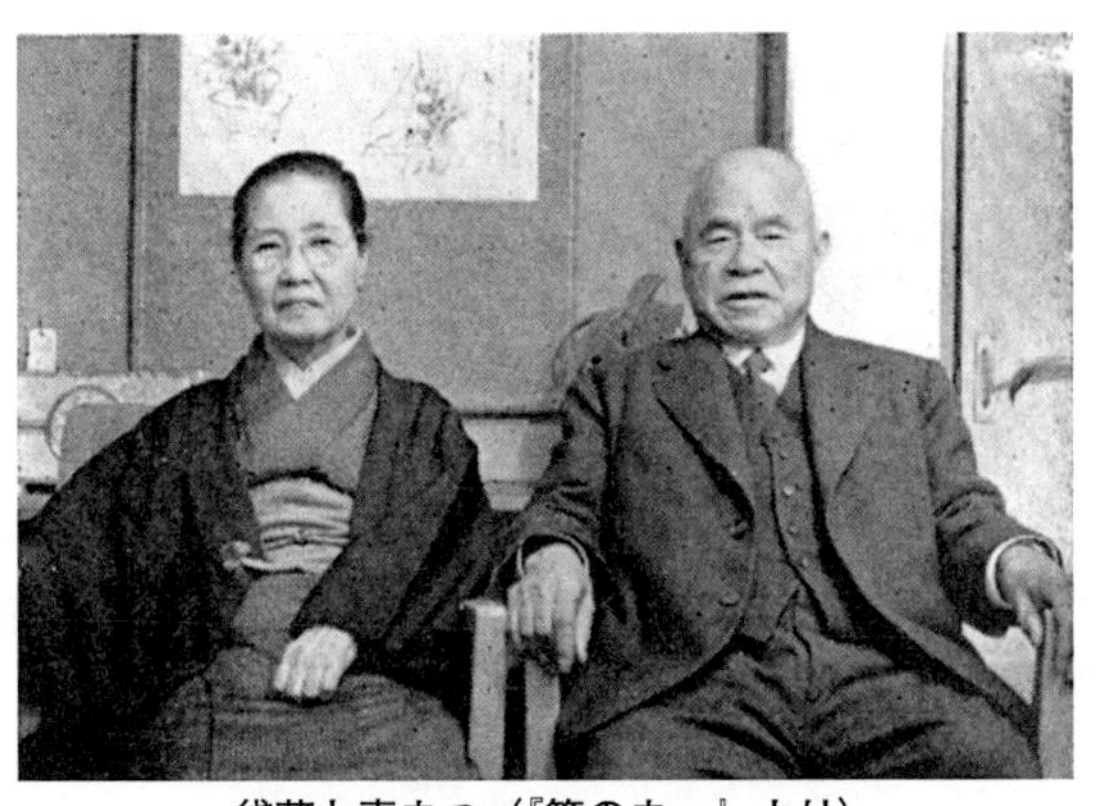

岱蔵と妻まつ（『筆のまゝ』より）

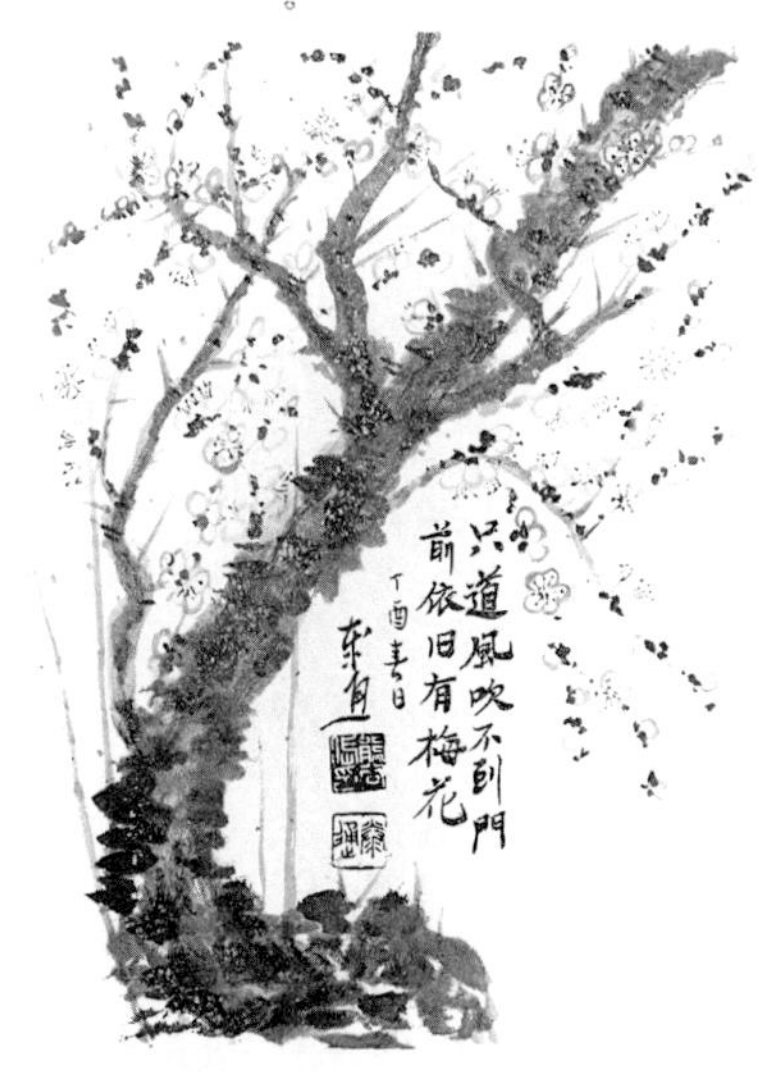

岱蔵の画（『筆のまゝ』扉絵）

中学時代習った漢文調の作文はいつも優等の点を取っていたそうである。確かに弟徹蔵の達筆で洗練された書体に比べると決してうまくはないが、岱蔵の書はいかにも個性的で、素朴かつ雄々しさがある。

画を描き始めたのはそれよりよほどあとで師匠はいない。大鯉を大盥(たらい)に入れて写生したのが始まりで、一番の辛口批評家はやはり妻まつであったという。動物はデッサン力が無いと駄目だと自分でも認めていて、南画風の山水や花を好んで描いた(「家庭における父を語る」『雲庵随筆』)。屏風画の大作から小品まであるが、その南画風の絵と漢文の賛は、岱蔵追悼集『追慕』や自著『筆のまゝ』など多くの冊子の表紙や挿絵を彩(いろど)っている。前述した本章二「文化勲章受章」のおり、昭和二十七年文化勲章の授章者が記念に寄せ書きした色紙の背景には、岱蔵の描いた菊の一枝が描かれている。画号は「泰通」、落款印は生家の医家号「生々堂」を多く用いた。

謙二は「学会の宿題報告を引き受けて多忙を極めているとき程熱心に制作をやっておった」と書いている。うち続く研究や学務など激務からの解放という面もあるが、熊谷医家に伝わる文芸への憧憬、或は頭脳を一旦空白にして創造力を再生するといった側面が強かったのではなかろうか。

晩年は「詩人の木下杢太郎、画家の児島喜久雄、ドイツ文学者の小宮豊隆、美学者の阿部次郎らと交流し、南画や書を通じて話しあう機会をつくっていた(銀河書房『熊谷岱蔵』)。岱蔵が帆掛船の浮かぶ二葉園での観月を描き、小宮豊隆が俳句「時雨なば来られずと思ひ二葉来し逢里雨(俳号:ほうりゅう)」を添えた扁額が、いまなお本洗馬「生々堂」の座敷を飾っている(口

絵vi頁写真）。岱蔵の画賛は「己亥（昭和三十四年）雅白於二葉園観月時被歌 泰通」。

岱蔵は五文字書「楽志一家春」を好んで描いた。その扁額は本洗馬の親戚筋（口絵vi頁写真）にもあるし、次男謙二の書斎にも掲げてあり、弟博の家にも有る。さらに謙二は、「私はこれは父の遺訓だと思っている」（家庭における父、『雲庵随筆』）という。「楽志一家春」は「心が満たされ一家の楽しい春である」というおめでたい言葉であるが、「志を楽しむ一家の春」という意味にもとれる。物事に相対する志を何よりも大切にした岱蔵らしい言葉だと思う。

四　郷里への思い

一枚の文人画

岱蔵は四十歳を過ぎてから書を学び、大学での研究生活の傍ら寸暇を見つけて絵を描いた。草花や風景、動物や魚や鳥の南画風の絵に独特の力強い字で賛を添えたが、その中の一枚に故郷の本洗馬を描いた画がある。口絵viii頁に掲載したが、「著者の生家生々堂より洗馬妙義山を望む」と題して、岱蔵の著書『筆のまゝ』の挿絵として使われている。峻厳な頂の松に古城の風格を備える妙義山を背景に、近景には板塀に囲まれた岱蔵の生家「生々堂」と梧桐の木を配し、中腹には菅江真澄が天明期に滞在した釜井庵の菴を描いている。賛には「七十七年夢一場　尋旧追新無寸暇　冬過春去有夏情　是之泰通亨生業　丁酉春日想生々堂山荘友」とあり、干支の年号から昭和三十二年七十七歳の時に描かれたことが分かる。昭和三十二年は結核予防審議会の委員を務める傍ら、翌年の第五回国際胸部医学会を主宰し会頭としての準備に追われていた年である。訪ねたくても寸暇もない日々の中で、自らの生業(なりわい)を育んだ生家「生々堂山荘」とそこに暮らす友を想い描いた岱蔵の原風景かと思う。また岱蔵の死までの十数年間を熊谷内科教室で過ごし、しばしば医師の目的や人生観について話す機会があったという次男謙二は、その著書でこの賛は岱蔵の人生観であろうと書いている(「生と死を哲学する」『雲庵随筆』)。

『筆のまゝ』と画号「泰通」

本稿でたびたび引用している『筆のまゝ』は、昭和三十二年に七十七歳になった岱蔵博士が生涯の事跡を著し、次男の謙二が発行した自家本である。一昨年(令和三年)秋、本洗馬歴史の里資料館企画展「蘭方医、熊谷珪碩・謙斎展」で岱蔵の孫にあたる進氏一行をご案内し、昨年(令和四年)は熊谷岱蔵博士を企画展や講演会で取り上げたいというお話をしたところ、『筆のまゝ』一冊の贈呈を受けた。博士の生い立ち、医学論文、講演やラジオ放送の記録などが、高等学校から大学入学当時に著したというドイツ語での思想文小稿と共に掲載されている。

本誌第二章二に詳しく記したが、菅江真澄は天明三年五月から一年余り熊谷医家(可児永通)の世話を受けた。日本民俗学の創始者柳田国男に啓発された本洗馬の人々が、(注17)昭和四年になり真澄の書いた四冊の日記を土蔵から発見する。そのなかの一冊が『ふでのまゝ』という、天明三年九月からの短い日記である。

自家本の名前を『筆のまゝ』としたのは、かつて熊谷医家と親交のあった菅江真澄の随筆が頭にあり、父陸蔵が亡くなった年（七十九歳）に近くなった今、いったん自らの生涯を「筆のまゝ」に関係者に伝えておきたかったのであろう。その序文では「もう少し長生きして勉強したら一人前の文章家になるかもしれない」と記し、その向上心は全く衰えを見せていない。

画号「泰通」の泰は岱に通じる。通は岱蔵の恩師であり弟徹蔵が養子に迎えられた男爵「青山胤通」から一字をいただいたか、熊谷医家初代の可児永通の一字をとったかであるが、『ふでのまゝ』をのこした菅江真澄を食客として遇した、可児永通からの可能性が強いと思う。

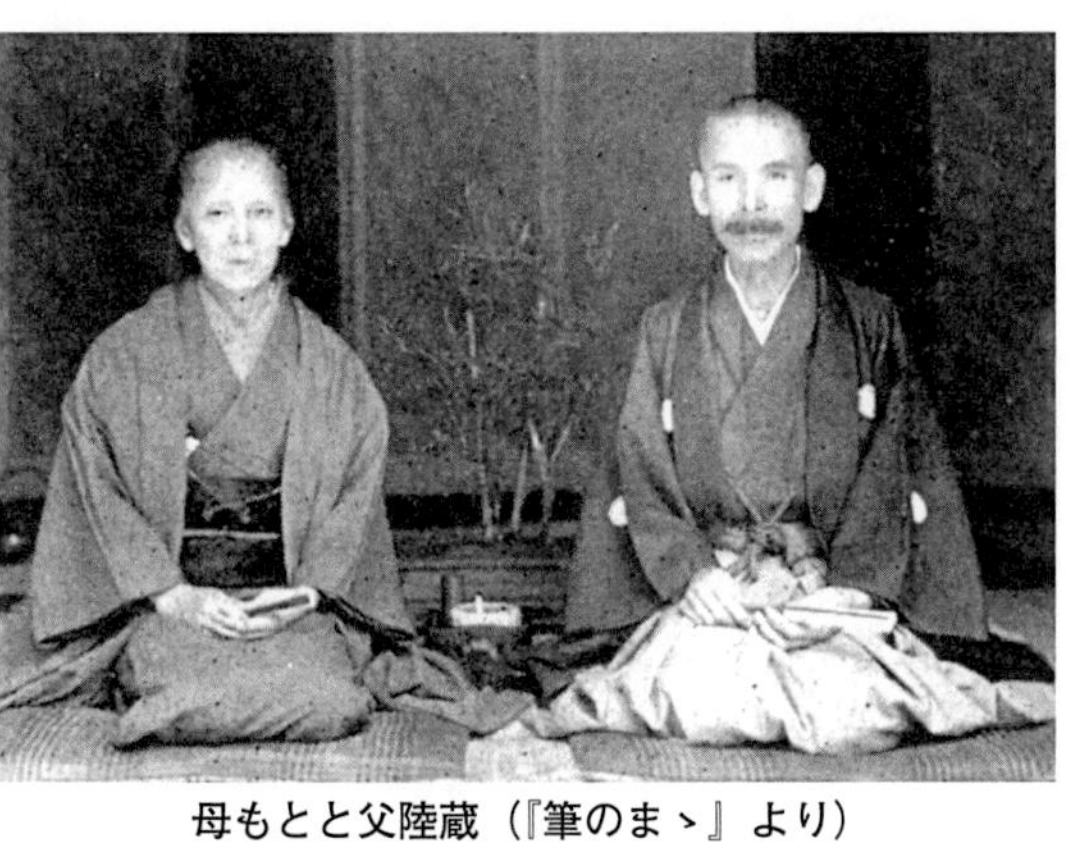

母もとと父陸蔵（『筆のまゝ』より）

母「もと」

母もとは四人姉妹の長女で陸蔵を婿としたが、弱い体で養蚕を営みながら、車夫・馬丁などの使用人を指揮し家をまとめていた。コルセットをしながらの生活であったという。

「母を語る」（『筆のまゝ』）によれば、岱蔵は生来体が弱く、周囲からたびたび「お前が生きていたのは不思議なくらいで、全くおもとさんの並々ならぬ慈愛と骨折りで生き返った」ような話を聞かされたという。特に乳幼児のころ、百日咳にかかり息も絶え絶えになったが、咳が出ないように何日間も同

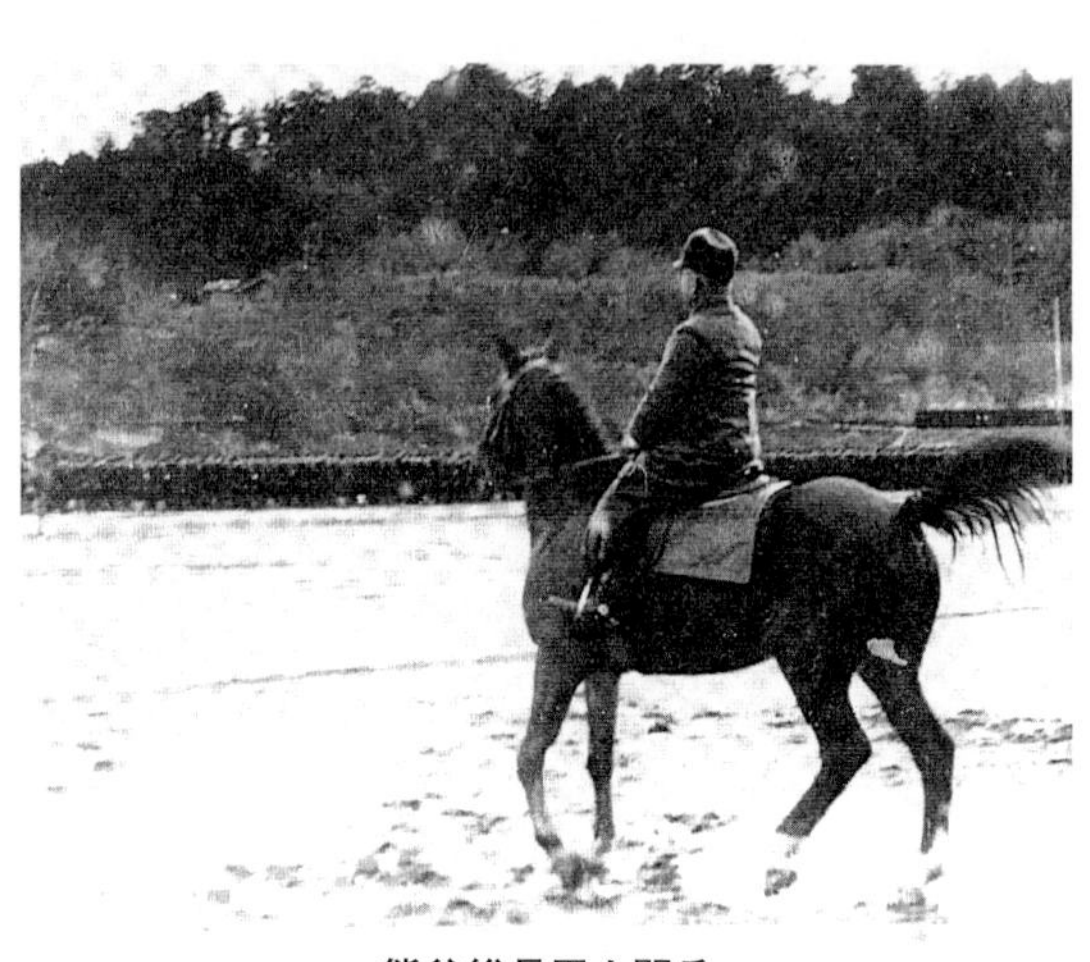

熊谷総長馬上閲兵
(『東北大学抗酸菌病研究所創立 50 周年記念誌』より)

じ姿勢で夜昼抱いて回復を待ってくれたこともあったらしい。大学三年になって診断学を習い、打診聴診によって母を診察したところ、結核におかされていることが分かった。博士が生涯をかけて結核の撲滅に取り組んだのも、この母とのことが一つの要因となっているかもしれない。

乗馬三代記

明治になっても医師の往診には馬を使った。祖父の謙斎は陸蔵を養子に迎えたその翌日から、裏の豆畑で馬を習わせたそうである。一時は家に三頭もいたことがあったほどで、岱蔵の父陸蔵は「馬の駈けさせ方が正しく、家の者は父の帰りを、一、二町先から足音で知る位であった」と書いている。

陸蔵は往診から帰ると馬を玄関先の梧桐(あおぎり)(周囲一・八メートルの大木)に繋いだ。

いま、「生々堂」の正面右にある梧桐は、先代が枯れてしまったため植え直した二代目である。

乗馬には危険が伴うものであったが、子どもの時から馬とは公然と遊ぶことが許され、自己流に上達して慣れてしまった。米国視察団に同行した時も乗ったし、東北大学に奉職したときは、初代の乗馬部長を務めたそうである。

後日、乗馬がもっとも功徳を発揮したのが東北大学の総長の時、シンガポール陥落祝賀での仙台市中行軍乗馬パレードでのことである。前夜来の雪で凍った雪の上を、数十頭の将校の隊列の一員となって行進したが、危ないから下馬しましょうというのを押し切って目的地まで行進し、「後進、横進、回転などをやって見せ、将校連を讃歎させた」。当時大学には少佐の配属将校が三人もいて、学生に自動車や飛行機の操縦を教えよなど大学の軍隊化の指導があったが、この件以降、「馬に乗れる総長を誇りとし、いろいろな交渉に便宜を得た」と書いている（「乗馬三代記」、「階前の梧桐」『筆のまゝ』）。

父母を仙台に、嫁と孫を洗馬に

関東大震災もおさまり東京には復興の槌音の響く大正十二（一九二三）年ころ、岱蔵は大学近くの元鍛冶町に家を買って移り、そこに田舎の父母を呼びよせた。父母は屋敷内の独立家屋に住み、一日一回は父母のご機嫌伺いに出かけたそうである。父陸蔵は植え木・盆栽が趣味で、郷里から呼びよせる時は貨車を借り切って秘蔵の盆栽を運んだ。休日には父を口説いて広瀬川で投網の打ち方を教わるなど、最後まで父母には孝養を尽くした（「家庭における父を語る」『雲庵随筆』）。

岱蔵は満州から引き揚げてきた長男の妻と孫二人を、戦後の一時期洗馬の「生々堂」に住まわせた。嫁栄子は地元塩尻の洗馬中学校で家政科を教えた。仙台が手狭になったこともあろうが、小さいうちに孫には、六代続いた熊谷医家とその周囲の村人（むらびと）や自然に親しんでおいてもらいたかったのであろう。

洗馬小学校講演

岱蔵は昭和二十六年六月十五日に来村、地元の洗馬小学校（当時東筑摩郡洗馬村）で講話をした。小学校三年生以上に話をしたが、その様子が学校日誌には次のようにのこされている。

熊谷岱蔵医学博士を聘して、三年以上お話を聞く　后一時四〇分より　於中学校講堂

児童への講話後あらためて職員全員が中学校宿直室で一時間半にわたり話を聞き、途中から茶話会となった。小学校の集会室「洗馬っ子ルーム」には、この当時博士が揮毫された扁額「清而美」が部屋正面に掲げられ、今も生徒を見守っている。

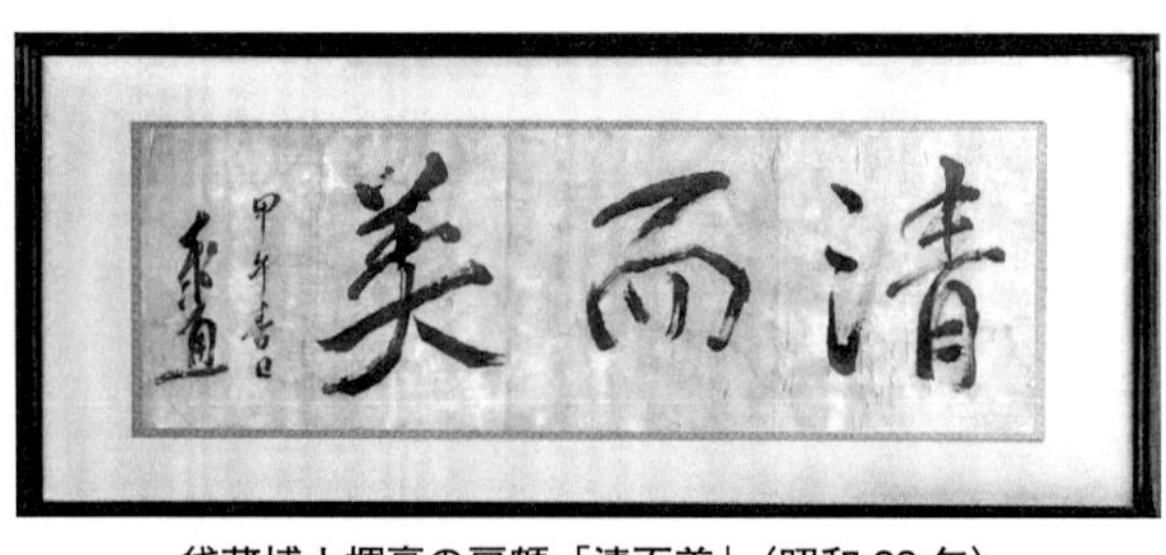

岱蔵博士揮毫の扁額「清而美」（昭和 29 年）
（塩尻市立洗馬小学校蔵）

桐屋の表札

本洗馬には祖父が下駄屋をやっていた「桐屋」という屋号のお宅がある。岱蔵博士の親戚筋にあたるが、岱蔵が忙しい合間をぬって「生々堂山荘」に帰省すると、祖父に連れられてよく自宅を訪問したそうで

ある。酒が入り興も乗った時であろうか、記念に何か書いてくれとお願いしたところ、「貴利や　泰通」という表札を書いていただいた。岱蔵にはそんな人懐こい一面もあった。「楽志一家春　辛卯春日　泰通（昭和二十六年）」という岱蔵の座右の銘を書された扁額（口絵vi頁写真、本誌121頁参照）とともに、現当主も玄関に置いて今も大切にされている。

注記

1 宮坂勝彦編『信州人物風土記・近代を拓く二一　熊谷岱蔵』銀河書房　一九八九年
2 東筑摩郡松本市・塩尻市郷土資料編纂会『東筑摩郡松本市・塩尻市誌 別篇 人名』電算印刷、昭和五十七年
3 松本深志高等学校同窓会『深志人物誌』藤原印刷　昭和六十二年
4 熊谷岱蔵『筆のまゝ』熊谷謙二　昭和三十二年
5 熊谷謙二『雲庵随筆』青木勇　昭和五十三年
6 信濃毎日新聞社編集局報道部『信州の人脈（上）』信濃毎日新聞社　昭和四十一年　一四五頁
7 熊谷貞良『白墨の粉』熊谷直人　昭和四十三年
8 富士川游『日本疾病史』日本医書出版　明治四十五（一九一二）年
9 山家智之「僕が聞いた昔の話―研究員会室から」『加齢研ニュース』第三六号　平成十三年
10 熊谷岱蔵「肺結核の発生と遂展」『医海時報』二二七五号　昭和十三《一九三八》年
11 一戸富士雄「十五年戦争と東北帝国大学」『十五年戦争と日本の医学医療研究会会誌』第三巻第一号、二〇〇二年
12 戸井田一郎「ＢＣＧの歴史：過去の研究から何を学ぶべきか」『呼吸器疾患・結核、資料と展望』No.48 結核予防会二〇〇四年
13 中村隆「熊谷岱蔵先生を憶う」『臨床科学』十一巻二号　一九七五年　二六五頁、二六八頁）
14 小幡圭祐「熊谷岱蔵と戦時期東北帝国大学の事務改革」『東北大学史料館紀要』第十四号　二〇一九年　六〇頁
15 小幡圭祐「熊谷岱蔵の知的基盤と戦時期東北帝国大学」『帝国大学における研究者の知的基盤』第六章

こぶし書房　二〇二〇年　一八一頁
16 吉江喬松「夏」『吉江喬松全集 第七巻 南欧の空・そのほか』白水社　昭和十七《一九四二》年　一五八頁
17 内田武志・宮本常一「いなのなかみち　異文三（原文：ふでのまゝ）」『菅江真澄全集　第一巻』未来社　一九七一年

五章　熊谷医家を貫く思想と行動

はじめに

以上第二章から第四章において、熊谷医家六代に及ぶ、三つの大事業について各々述べた。戦国末期の道三流医学から(注1)「傷寒論」に基づく実証的治療へと展開した江戸時代初期の医学であるが、その後の本草学から蘭方医学そして西洋医学と、熊谷医家も日本医学界の最先端を歩んでいるように見える。信州の僻村にありながら、なぜこのような大事業が可能となったのであろうか。

ここでは近世・近代の医学史を振り返りながら、それを可能ならしめた思想「医は仁術」や行動「最先端医療水準の維持」について考えてみる。なお、本章における医学史の記述は、青木歳幸『江戸時代の医学』を広く参照している。

一　近世近代日本医学の最先端を歩く

本草学と永通

儒学者貝原益軒の『養生訓』刊行（正徳三年）を一つの大きな契機として、十八世紀の中には本草学が興隆期を迎えたことは、二章三「本草学の興隆」でふれた。医師であり植物学者でもあったシーボルトが、「日本のリンネ」と評した、日本本草学の大成者小野蘭山の主著『本草綱目啓蒙』四八巻がなったのは十九世紀初め（一八〇三―一八〇五）である。菅江真澄が本洗馬の永通宅の食客となった天明三（一七八三）年には、永通はすでに漢方の消炎・鎮静剤である牡丹皮を使いこなし、体系的に本草学を学んだ菅江真澄と語り合えるほど本草学を良くする医師であった。その一五年後ではあるが本洗馬大火の記事では、二階に薬種保管用の部屋を用意するほどであったから、当時としては本草学の最新知識を使いこなし、施薬をしていたといって過言ではないと思う。

蘭方医学（珪碩・謙斎）

杉田玄白・前野良沢が蘭語翻訳の中心となり『解体新書』五冊が刊行されたのは安永三（一七七四）年のことである。これが蘭学の創始となり、以後医師を中心とした蘭方学の吸収が急速に進展し、他の自然科学の分野にも波及するようになった。その前野良沢の弟子の一人であった江馬家二代目江馬蘭斎が、大垣に蘭医学塾「好蘭堂」を開いたのは寛政七（一七九五）年のことであった。幕府筆頭老中松平定信は「寛政異学の禁」により学問統制に乗り出すが、蘭方学でも医学と軍事のみは統制対象としていない。日本最初の蘭和辞書『ハルマ和解（江戸ハルマ）』の刊行が寛政八（一七九六）年、さらに正確で洗練された蘭和辞書「ドゥーフハルマ（長崎ハルマ）』の写本は文化十三（一八一六）年ころからである。

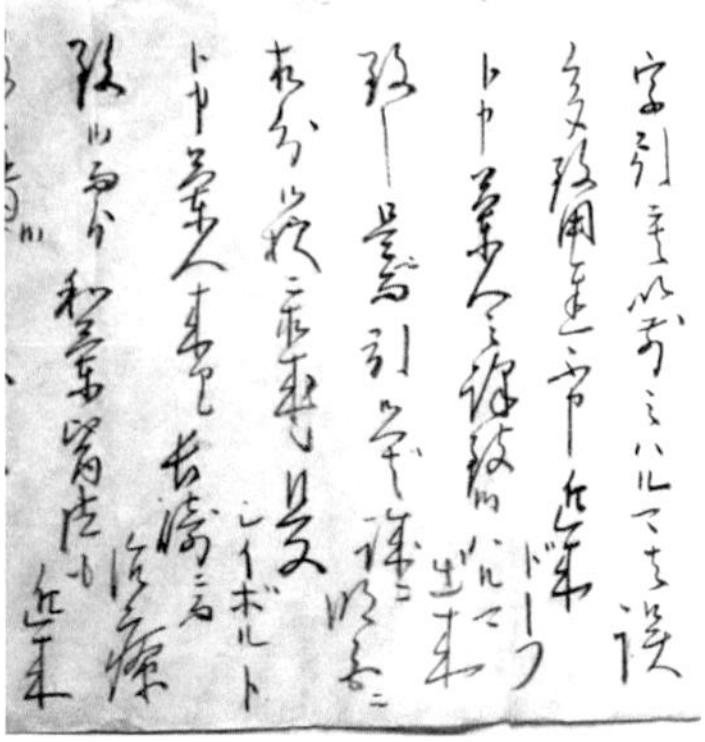

江馬家から珪碩への書簡該当部分
（生々堂文書150号、巻末全訳）

珪碩の江馬家入塾は文化八（一八一一）年であるが、江馬家の「門人姓名録」を見ると信州人としては初めての入塾である。「生々堂文書」には、「和蘭語法解（文化十二年度版）」という当時最先端の和蘭文法書があることもすでに述べた（20頁参照）。さらに江馬家から珪碩への書簡（生々堂文書一五〇号、巻末に全文訳を添付）には、「以前のハルマ（江戸ハルマ）には誤りが多かったがドゥーフハルマが出来てから正確に分かるようになった。シーボルトが長崎に来てから和蘭医療も一転した。翻訳した欧州の内科治療書らの薬品を施薬・調合し始めた」ことなど、最新の蘭方医学情報が記されている。すでに珪碩の時代に最先端の臨床医療技術に接していて、謙斎の江馬家遊学と期を同じくして始まった信州初の集団種痘につながったと考えられる。

西洋医学（陸蔵・岱蔵）

ドイツ医学界の名門の家に生まれ、ヴュルツブルク大学で医学・植物学・博物学などを学んだシーボルトが、文政六（一八二三）年にオランダ商館医として来日した。それは我が国へ外科学や眼科学、西洋の最新医療情報をもたらすとともに、多くの外科医・蘭学者を育て、嘉永二年牛痘種痘法導入の大きな端緒となった。緒方洪庵が大坂に「適々斎塾（適塾）」を開き、上級レベルの蘭書や医学書のみならず、物理学書も含めた解読研究を始めたのは天保九（一八三八）

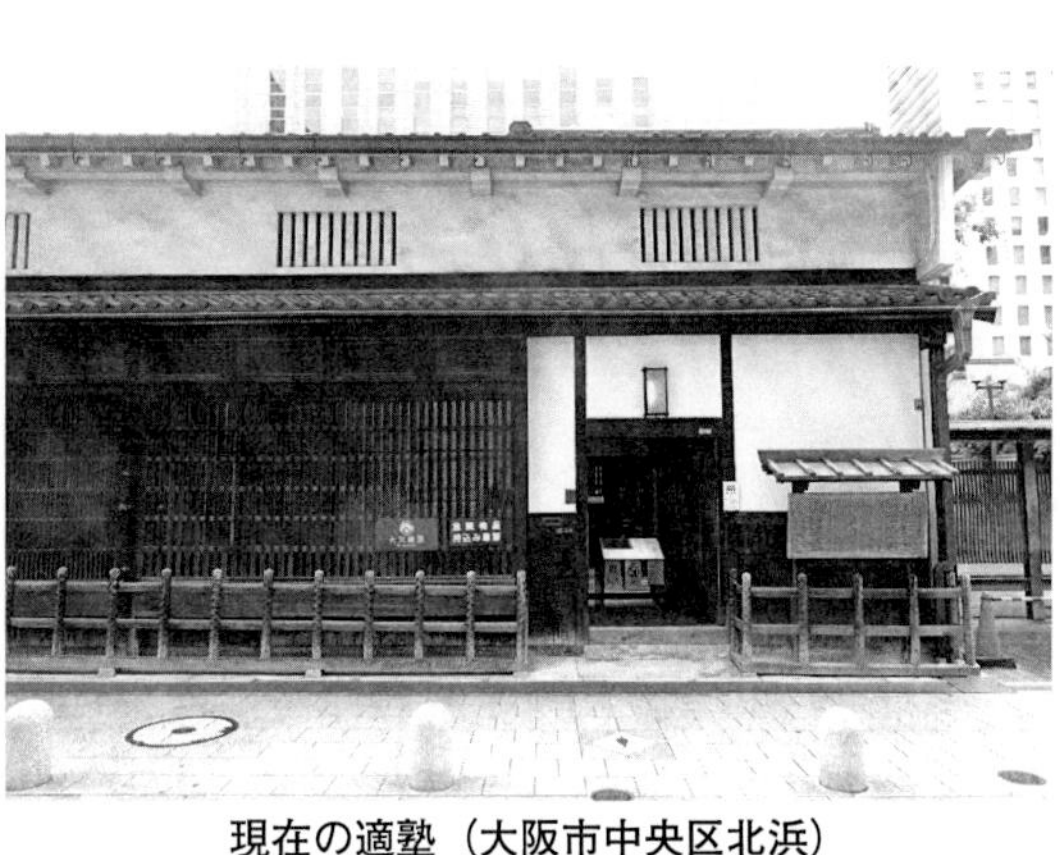
現在の適塾（大阪市中央区北浜）

年のことである。適塾にも先ほど述べた和蘭辞書『ドゥーフハルマ』は六冊一組しかなく、福沢諭吉をはじめとする塾生たちが「ドゥーフ部屋」で寝る間を惜しんで解読し、読み合わせに備えたのはこのころの話である。嘉永二年の日本への牛痘種痘導入後、オランダ海軍軍医ポンペにより、日本初の洋式病院（養生所）が長崎の唐人屋敷裏手に建設されたのは、文久元（一八六一）年になってからであった。

東京千代田区の神田にはいまも「お玉が池種痘所跡」記念碑が残るが、江戸におけるこの種痘所の開設は安政五（一八五八）年、ここが東京大学医学部(注2)発祥の地である。お玉が池種痘所から西洋医学所、東京医学校と進み、明治十年東京開成学校と合併して東京大学医学部となった。

熊谷岱蔵が師事した青山胤通がその東京大学を卒業したのが明治十五年、卒業二年目には日本近代医学初の官費留学生二人のうち一人としてドイツに旅立った。一方、明治初期には、陸軍創設にともなう軍医の充足・在職軍医の技術向上のため、東京では西洋式の陸軍軍医学校が明治五年から十年にかけ開校運営されている。

本誌一章二「熊谷陸蔵」の項でも述べたが、熊谷医家には謙斎から東京の軍医学校で学ぶ陸蔵にあてた七〇銭の書留郵便（明治八年）が残っている。宛先は「軍医正諸学内」と読めるが、これがその陸軍軍医学校にあたるのかは残念ながら定かではない。時に陸蔵は十九歳。「護身用の道中差を腰に差した白木屋という屋号の当主をお供に、中山道を徒歩で東京に向かった」(「わが家の系譜—雅号」『雲庵随筆』)という時代であった。陸蔵を養子(明治七年入籍)として熊谷医家に招いたのは謙斎であったが、一刻も早く最新の西洋流医学を身につけようとした父子の姿勢が伝わってくる。

岱蔵は明治三十五年東京帝国大学医学科に入学したが、卒業後すぐ明治四十年には大学附属医院の副手嘱託となり、青山内科教室に勤務している。青山胤通は、大学附属医院長を兼ね内科主任教授としてドイツ医学導入の最先端に立ち、明治天皇崩御時の拝診までして男爵の位を授かった人物である。医学者として日本を代表する人材を育てた青山内科教室勤務から、渋沢栄一渡米団に同行してのアメリカの医術視察、さらにはドイツへの私費留学と、最先端の西洋医学に実体験を通じて触れ続けてきた。

二　一貫した医は仁術の思想

医は仁術（近世日本医学界を貫く医療倫理）

日本において「医は仁術」を唱え始めたのは、戦国末期の京都の医師曲直瀬道三(まなせどうさん)である。近世前中期の医学派の主流となる道三流医学を興し、天皇家侍医にまで昇りつめた道三であるが、還暦のときに門人に対して示した医則五七条の第一が「慈仁（慈しみと思いやり）」であったという。また東海・関東諸国を巡り、晩年は長野県岡谷市に居住したと伝えられる永田読本は、貧者にも分け隔てなく診療をして一六文（一説に一八文）以上の報酬を受け取らず、「一六文先生」などと称された。近年は「医は算術」などとの言葉も聞かれるが、近世の日本医学界を貫く医療倫理「医は仁術」は、すでに江戸時代の初期から存在し、日本医学界を貫く基本思想であった。

この背景には、太平の江戸期を通じて幕府・藩・庶民に共通の思考・信仰であり続けた儒教五つの徳（仁義礼智信）が大きく影響していると思う。以下本誌に登場した人物の「医は仁術」にかかわる発言を紹介しておきたい。

・貝原益軒（一六三〇—一七一四）「医は仁術なり。仁愛の心を本とし、人を救うを以て志とすべし」（『養生訓』）

・杉田玄白（一七三三—一八一七）「仮令（たとい）、如何様（いかよう）なる貧賤の者にても高官富豪の人にても治療は同じように心得、必ずしも志を二つにすべからず」（『形影夜話（けいえいやわ）』）

・緒方洪庵（一八一〇—一八六三）「病者に対しては唯病者を視るべし・貴賤貧富を顧みることなかれ。一握の黄金を以て貧士双眼の感涙に比するに何ものぞ、深く之をおもうべし」（『医戒』第二条）

・浅田宗伯（一八一五—一八九四）「巫を信じて医を信ぜざるものと、財を重くして命を軽くするものは、速やかに辞し去るべし」（『橘窓書影』栗園医訓第十二則）

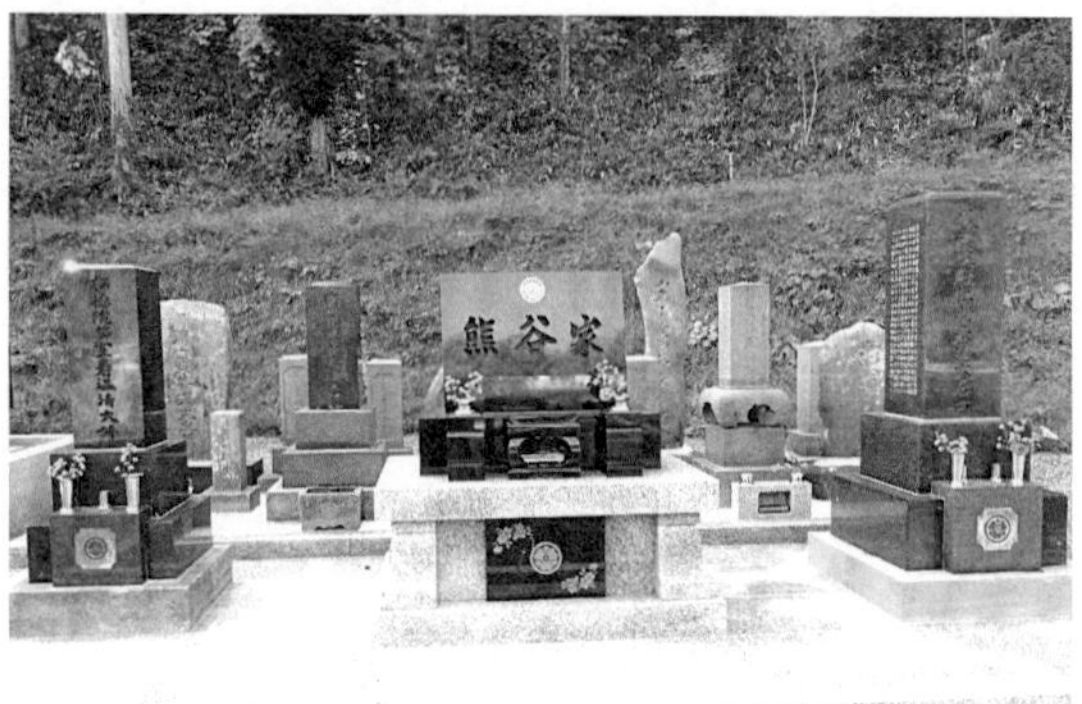

熊谷医家六代の墓地（右が岱像博士墓碑）
（塩尻市洗馬元町長興寺）

岱蔵博士墓へのお参り

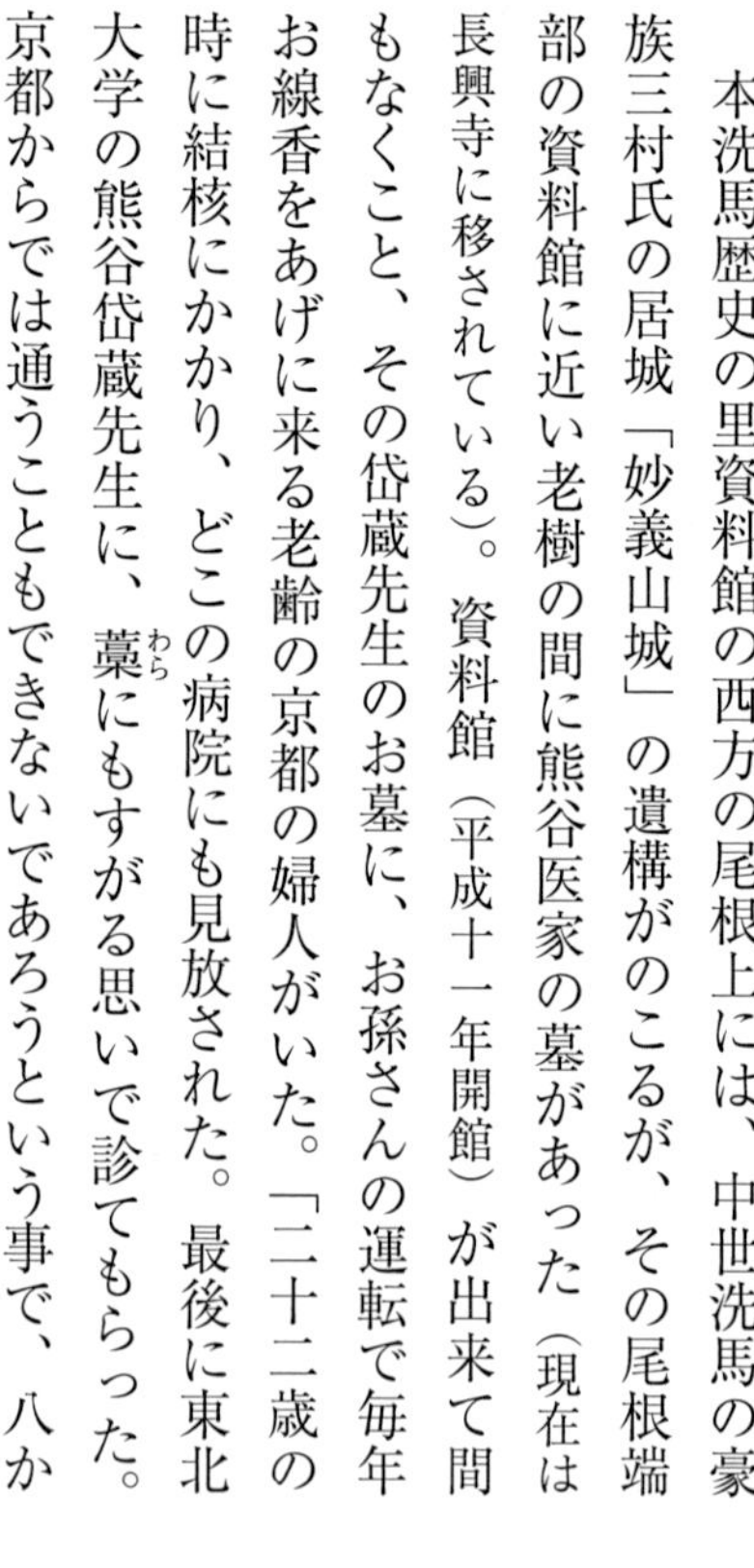

「医は仁術」は熊谷医家六代を貫く医療倫理でもあった。以下その事例を紹介しておく。

本洗馬歴史の里資料館の西方の尾根上には、中世洗馬の豪族三村氏の居城「妙義山城」の遺構がのこるが、その尾根端部の資料館に近い老樹の間に熊谷医家の墓があった（現在は長興寺に移されている）。資料館（平成十一年開館）が出来て間もなくこと、その岱蔵先生のお墓に、お孫さんの運転で毎年お線香をあげに来る老齢の京都の婦人がいた。「二十二歳の時に結核にかかり、どこの病院にも見放された。最後に東北大学の熊谷岱蔵先生に、藁（わら）にもすがる思いで診てもらった。京都からでは通うこともできないであろうという事で、八か月間ご自宅の一室に住ませてもらい治療にあたってくれた。今、自分が生きているのは熊谷先生のおかげだ」と語ったという（当時本洗馬歴史の里資料館、寺澤順三）。

医師の目的は人を助けること（岱蔵）

次男謙二は、医師の目的ということで岱蔵と話し合ったことがある。岱蔵の結論は至極簡単で「医者という職業の最も尊いのは、人の命を助けることができることで、これが医師の最高の目的である」と訓戒を垂れたという（「生と死を哲学する」『雲庵随筆』）。東北大学医学部の追悼集『追慕』の冒頭を飾る講演録（「医学を学ぶ人たちに」昭和三十六年講演）でも、「医者は金を儲けるより、人を助ける、それが仁術ですね。今の新しい仁術はHumanityですね。人間愛が必要なんですね。気の毒だから助けてやる、こう云うことが必要です。実際、医者はそう云うことを出来るですね」と医師を目指す若者に熱く語りかけている。

さらに具体的に「治療できる患者はあらゆる手段をつくして全治、軽快又は病勢の停止するよう努むべきである。不治の病に呻吟するものには、苦痛を軽くして生を安くすることが大切である」（「Primo non nocere」『筆のまゝ』）と記すが、熊谷イズムの源は、まさに「医は仁術」であった。岱蔵の生涯は、「人を助ける」さらには「悪化を防ぐ」「不具者にはしない」ことを医療の基本として、時代の先端をゆく自然科学（主として物理学、化学）の知識を、一刻の猶予なく合理的独創的に臨床医療に応用していったプロセスであったといえよう。「若し其の時代に分かっていたことを、勉強の足らないために知らずに行って居るならば、それは仁術に反する行為である」として、医師としての等閑（なおざり）を戒めている。

また岱蔵は、学者・研究者には珍しく、医療行政面にも積極的であった。戦前は東北大学での研究の傍ら日本学術振興会小委員会（結核予防）委員長として、戦後は厚生省結核予防審議会委員長、晩年は国際胸部医学会会頭として結核予防治療の指導・法制定の先頭に立っている。抗酸菌病研究所長に就いた昭和十六年には、東北大学の第七代総長にして仙台厚生病院長、財団法人厚生会理事長、ＢＣＧ研究所長をこなしながら内閣の科学振興調査会委員にも任命されるという兼任ぶりであった。「医師と云うものは他人を助ける天職であると云うこと」、「研究成果は全国の患者にいち早く応用されてこそ意味があること」という彼の哲学からすれば、研究と行政（治療・予防体制構築）の両立は当然のことであったかもしれない。

珪碩・謙斎に見る「医は仁術」

安政五～七年の「種痘録」（生々堂文書五三号）の表紙と裏表紙の写真を左に示した。裏表紙には、謙斎の筆になる歌二首が記されている。

子をめぐむ此たねひろく伝わらはおやてふ親もうらやすの国
山鳥のおろの鏡の影を見てねをなく人はあらじとぞおもふ
正三位有切卿御歌

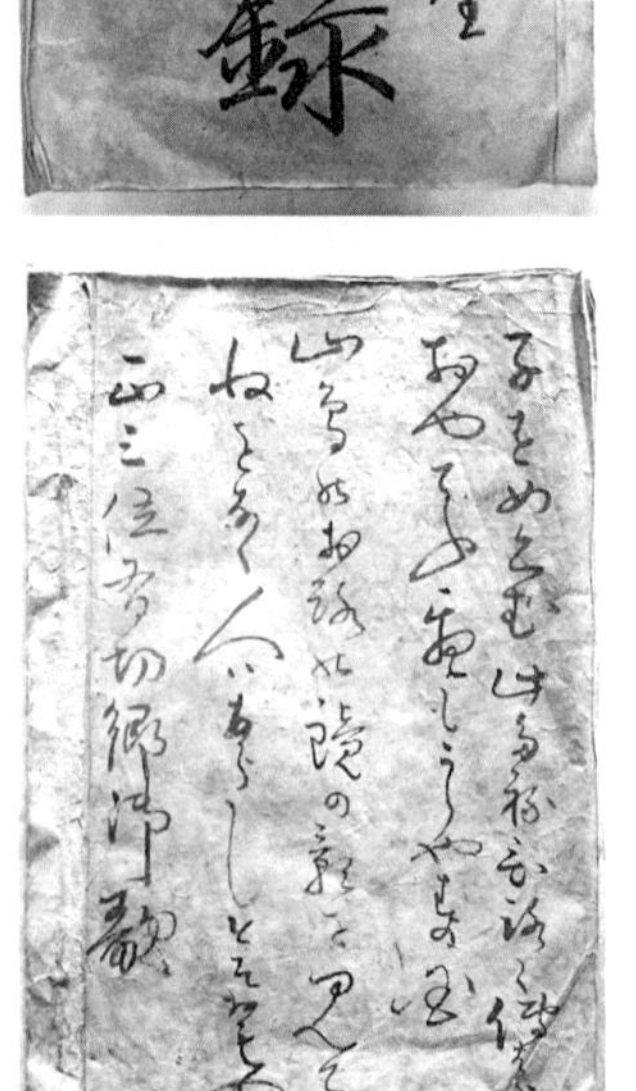

安政五年「種痘録」表紙（上）と裏表紙（下）（生々堂文書 53 号）

正三位有切卿とは江戸時代後期の公卿・歌人である千種有功(ちぐさありこと)（一七九六―一八五四）である。一首目の歌が有切卿の歌かあるいは謙斎自身の歌かは確認できないが、いずれにしても子を思う親の気持ちが伝わってくる。「たね」は種痘の種(たね)と掛けているのであろう。種痘普及によって子どもたちを救い、全ての親を安心させたいという願いを込めて書き留めたものと想像できる。

熊谷医家にのこる「種痘謝義帳」（嘉永四年、万延元年、慶応二年）をみても、年代を下るごとに謝礼額の平均は低くなって種痘の普及を示しているが、各年ともに謝礼額には数倍の幅がある。これは被接種幼児の家々の経済状況も考慮して謝礼を受け取っていた証(あかし)であろう。熊谷医家には「天保飢饉の際、奥州二州の風聞聞書（写し）」（生々堂文書二五八号、天保五〈一八三四〉年）なども のこり、珪碩・謙斎の代にも「医は仁術」の医療倫理が家風として染みついていたと思われる。

高遠藩学の風土

洗馬郷は江戸期のほぼ全期間を通じて高遠藩の飛び地であった。熊谷医家二代目祐碩からは高遠藩と深くつながっていたことが見て取れるが、そもそも三代目珪碩は高遠藩士熊谷勇左衛門から迎えた養子である。また珪碩・謙斎が大垣江馬家での蘭方医学修行に先立ち、本領高遠の地で高遠藩学を修めたことは、本誌一、三章で繰り返し述べた。珪碩は洗馬での種痘開始後も、高遠城下まで赴き自ら種痘を施している。

高遠藩学思想の柱の一つが経世済民（世を治め、民の苦しみを救う）であり、その学説は「実用を学び、利用厚生の道を説く」(注3)ものであった。医学界で言えば、「医は仁術」の思想そのものである。珪碩・謙斎父子による信州初の種痘導入とその普及は、学んだ医療技術を実医療に展開して貧富の差なく病人を救う、まさに高遠藩学の実践応用に他ならない。高遠藩学は岱蔵の「研究の社会への還元論」(注4)にも影響を与え、しいては熊谷医家の「医は仁術」の家風・医療倫理形成に大きな影響を与えていると思う。

三　最先端医療水準の維持

家風（探求心と改革意欲）

常に「医は仁術」の信条のもと、最適な医療を提供するためには、最先端の医療水準を維持していくことが不可欠であった。そのため熊谷医家は、一方で、常に「強い探求心と改革改善意欲」を失わない家風を維持してきている。例えば初代永通は豊富な本草学の知識を持った「くすし」であったが、論語に登場する言葉を理解するため、「論語の語彙注釈」（生々堂文書一一五号）を自作して勉強している。珪碩

論語の語彙注釈（永通）
（生々堂文書 115 号）

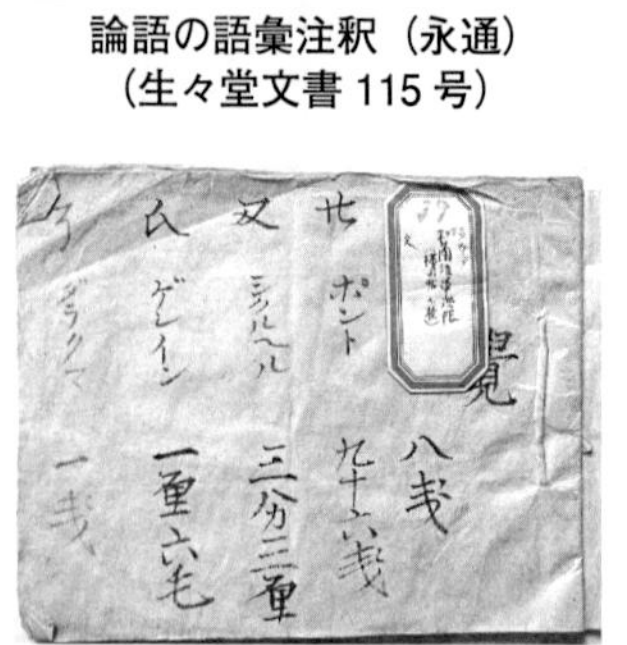

自作の和蘭語単語帳
（生々堂文書 39 号）

であろうか、これも簡易的な「和蘭語単語帳」(生々堂文書三九号)を自作している。本節では、どのような工夫をして最先端の医療水準やそれをささえる家風を継続してきたかを考えてみたい。

四代にわたる遠地留学

熊谷医家の三代目以降の当主は、現在の高校から大学にあたる時期、積極的に洗馬郷外または県外に出て、教養や専門知識と最新の医療技術を習得した。ここでは四代にわたる修学状況を再度整理してみる。

	郷外	県外
・三代珪碩	高遠藩士の子としての教育	美濃大垣江馬塾(文化八―十四年ころ〈十八―二十四歳〉)
・四代謙斎	高遠藩(弘化二―嘉永元年)	美濃大垣江馬塾(嘉永元―六年〈十八―二十三歳〉)
・五代陸蔵	筑摩県学校(明治五・六年)	東京の軍医学校(明治八年〈十九歳〉にかけて)
・六代岱蔵	松本中学校(明治二十六―三十一年)	東京外国語学校をへて一高(明治三十二―三十五年)、東京帝国大学医科大学(明治三十五―三十九年〈二十二―二十六歳〉)

総じて現在の小学校・中学校の時期は釜井庵や地元の小中学校で学び、高校時代は高遠または松本に出て漢学や英語、物理や化学などの基礎知識を身につけ、大学時代は当時の最先端医療を学べる県外の塾または医学校で専門技術を磨いている。岱蔵にあたってはさらに二年余にわたる

ドイツへの私費留学を果たしている。常に最先端の医療水準を求め続けた熊谷医家の教育方針が良く見てとれるが、同時に、それを続けることのできる家風を維持し、最低限の貯えを用意し、地元住民あるいは医者仲間の支持を得続けていたということにもなる。

医療技術ネットワーク構築

熊谷医家は六代にわたって医療技術のネットワークを築き上げ、医療情報の更新や最新の医薬品入手に生かしてきた。学統・師匠と弟子・近在の医師との情報網である。

学統としては高遠藩学の中村中倧（元恒）、浅田宗伯、中村元起などであり、師匠筋では何といっても大垣の江馬家、また江馬家を通じて大坂適塾や京都の医師とも関係を持っていた可能性が高い（三章二「美濃蘭方医江馬家」の項を参照）。岱蔵の東京大学での師青山胤通もそれにあたる。近在の医師としては、諏訪藩北熊井の医師赤羽俊騰、姻戚関係もあった塩尻村下西条（現塩尻市塩尻東）の医師酒井友次郎[注5]などである。

「生々堂文書」には関係者との交換書簡が数多く残されている。特に江馬家からは最新の蘭学辞典や治療書の情報と共に、「近来は薬品も以前用いず候者追々相知れ、ゼーアユイン・ジキタ－リス・カローメル・ヒヨシャームス・ユイスランドモス・キナキナの品用い始め申し候て、実に大功御座候」（生々堂文書一五〇号、天保元年、巻末資料6に全文訳添付）と、具体的な医薬品情報がもたらされた。

「今治売薬一件内済之事」（生々堂文書一二三号、天保二〈一八三一〉年）は横帳一六枚に及ぶ売薬権内済（和解）の記録である。洗馬郷針尾村の某人が、熊谷医家が工夫した薬の贋薬（にせ薬）を作り祖父（可児永通）の触書を使用して客を掠め取ったと訴え出たものである。本洗馬村名主の同意を得て珪碩が大庄屋原氏に訴え出たものであるが、二年間の折衝を経て針尾村某人の売薬差し止めの裁許を勝ち取り、当人から詫びを入れさせている。こうした政治的な活動も伴いながら、松本平南部における熊谷家の医師としての地歩を徐々に築き、遠地留学や最新の薬種・医書購入の賄いを生み出していったと思われる。

養子姻戚友人関係

熊谷医家は初代永通をはじめ男子に恵まれなかった代が多かったこともあるが、以上述べてきた家風と医療水準を維持するため、優秀な人物を養子に迎え、他郷の医家とも積極的に姻戚関係を結んだ。

三代珪碩は高遠藩士熊谷勇左衛門家から迎えていることは本誌で重ねて触れた。五代陸蔵について岱蔵博士の次男謙二は「わが家の系譜―雅号」（『雲庵随筆』）で、「私の祖父は陸蔵といって近くの「升屋」という屋号のやはり熊谷姓の旧家から十三歳のとき養子として謙斎が連れてきた。（中略）陸蔵は非常な秀才で東京に遊学して医術を修めた」と記している。また「最後の漢方医」と称され、将軍典医や宮内省侍医を務めた浅田宗伯家とも深い姻戚関係があった（三章二「珪碩・謙斎の周辺の人々」の項を参照）。

熊谷医家と関係した文化人については第六章で改めて述べるが、例えば謙斎は、頼山陽（『日本外史』を著し幕末の志士に大きな影響を与えた思想家・漢詩人）と深い師弟関係があった江馬細香女子に、掛け軸「梅と花」を贈られている（一章二「熊谷謙斎」の項を参照）。また安政の大獄で最初に斃（たお）れた松本出身の勤皇志家山本貞一郎には、漢詩「送石斎山本先生帰東都詩」（生々堂文書三三三号）を贈っている。

岱蔵博士の妻まつの弟作衛は長野県議会副議長となり上諏訪商工会議所会頭も務めた政治家であり実業家でもある。父宮坂作之助の病にあたっては、博士自ら東京から駆け付けて診断にあたったという。博士の次弟徹蔵は青山胤通男爵の娘婿であることはすでに述べたが、末弟直樹は片倉製糸紡績社長であり貴族員議員も務めた今井五介の娘を妻としている。医学界のみならず、政治・経済・文化界と多くの親戚友人を得て幅広い視界を持てたことが、六代を通じた偉大な業績を残しえた重要な要素になっていると思う。

読書（知的基盤）

熊谷医家関連の文書として、「生々堂文書」には一四〇四通の文書と一五五五冊の書冊類計一五五九点が、「常盤屋文書」には二〇〇通の文書と八二冊の計二八二点が保存されている。双方の文書類は昭和三十二年に洗馬村古文書委員会によって『生々堂並常盤屋文書目録』として整理分類され、容易にその文書類の概要は知ることが出来る。

「生々堂文書」は医家六代にわたる医学関係の文書類を、「常盤屋文書」は菅江真澄をはじめとする文化関係の文書類を集めている。展示会の史料借用などにあたっては両家共に大変お世話になっているが、整備された目録番号によって、比較的短時間で土蔵から該当史料の入った古文書の束を見つけ出していただいている。

『文書目録』を見るたびに、熊谷医家歴代の当主がこの冊子や文書類を集め、丁寧に保管し、先代の史料を読み、さらに自らの文書を加えていったかと思うと感慨深いものがある。史料の範囲は、医学関連の記録や冊子書簡はもちろんのこと、菅江真澄をはじめとする文人関連史料、もちろん写しではあるが、『土佐日記』『源氏物語』『つれ〴〵草』などの古典、古今・千載などの和歌集、あるいは幕末の動乱記録「米ロ船渡来に付海岸防御手配等記録」（生々堂二六七号）、「阿蘭陀(おらんだ)船長崎入港等の記事」（生々堂二六九号）まで、その範囲は政治・経済・歴史・医書・漢詩・和歌・古典など多岐にわたる。熊谷岱蔵のみならず、六代当主の知的基盤の大きな柱が読書にあったことは間違いなく、読書で得た科学文化に対する幅広い視点は、家風の維持しいては医療水準維持向上の源泉になっていたと考えられる。

注記

1 戦国時代末期にわが国の医学を刷新した、曲直瀬道三(まなせどうさん)が提唱実践した医学。実際的な臨床経験と高い医学技量により体系化され、後世派として、近世前中期の医学派の主流となった（青木歳幸『江戸時代の医学 名医たちの三〇〇年』吉川弘文館 二〇一二年 八頁）。

2 加我君孝編『東京大学医学部・附属病院の歴史』東京大学耳鼻咽喉科学教室・同窓会 平成十九年

3 長谷川正次『シリーズ藩物語 高遠藩』現代書館 二〇〇五年 八一頁

4 小幡圭祐「熊谷岱蔵の知的基盤と戦時期東北帝国大学」『帝国大学における研究者の知的基盤』第六章 こぶし書房 二〇二〇年 一七七頁

5 堀内千萬蔵『塩尻地史』大正十四（一九二五）年 九四頁

六章　「洗馬文化」にささえられて

はじめに

熊谷医家「生々堂」は三世紀にまたがって近世近代の日本医学の最先端を歩き、「医は仁術」の信条を堅持し、信州トップクラス、あるときは世界をリードするような臨床医療を提案し実現してきた。それには第五章で述べてきた熊谷家自身としての主体的な努力・工夫もあるが、熊谷医家を包んできた「洗馬文化」という環境も見逃すことができない。

特に菅江真澄が可児永通家と釜井庵に滞在し、本洗馬の文人と交流を深めた天明三（一七八三）年から万延元（一八六〇）年ころまでは、洗馬文化の一大興隆期にみえる。万延元年はその洗馬文化を担ってきた二人の文人名主、新倉伴右衛門（兎国）と熊谷長右衛門（乙人）、追うように熊谷珪碩が他界した象徴的な年でもあった。その洗馬文化紹介の契機として、筆者は作年（令和四年）、信州洗馬文化シリーズ①『新倉伴右衛門の生涯─松平定信の侍女を妻にした名主─』を上梓した。

数世代にわたり本洗馬で最新医療の施術にあたりながら、自らも文芸をこよなく愛し、これら洗馬文化をになった人々と強く関わってきた熊谷医家。医師という立場上、洗馬文化の接着剤として、偏頗（へんぱ）なき中心的な位置を占めていたのかもしれない。本章では熊谷医家との関りを念頭に、洗馬文化の特徴と流れ、そして主な文化人を紹介したい。

一　洗馬文化

洗馬文化の位置

郷土塩尻市広丘の歌人太田水穂は、「洗馬は文化村である」（熊谷貞良『白墨の粉』[注1]）と昭和二十一年塩尻女学校で開かれた潮音短歌会で談じている。また文政三（一八二〇）年と五（一八二二）年両度にわたり洗馬を訪れ、新倉伴右衛門宅に逗留して志ある若者を指導教授した江戸の漢学者・兵学者加藤環斎は、その日記「夢の栞（しおり）」の中で、「本洗馬は田舎の僻地にしては風流士（たはれお）が多く」と驚きをもって表現している。江戸期中後期の信州は寺子屋数が全国一位であるなど学問が盛んな国柄であり、その中でも「北の松代、南の高遠」は藩学の隆盛で有名であるが、「庶民文化における南北の代表は洗馬と小布施」という識者もいる。筆者も身びいきではなしに、江戸中後期の洗馬文化レベルは、少なくとも信州庶民文化の五本の指に入っていたと思う。

洗馬文化の流れ

「洗馬文化概史」とでもいうべき各時代の文化的特徴と代表的人物を添付図1に示した。その洗馬文化の「土台」となったのが、江戸時代初期にすでに一庵が建立され、当初は徳善院を

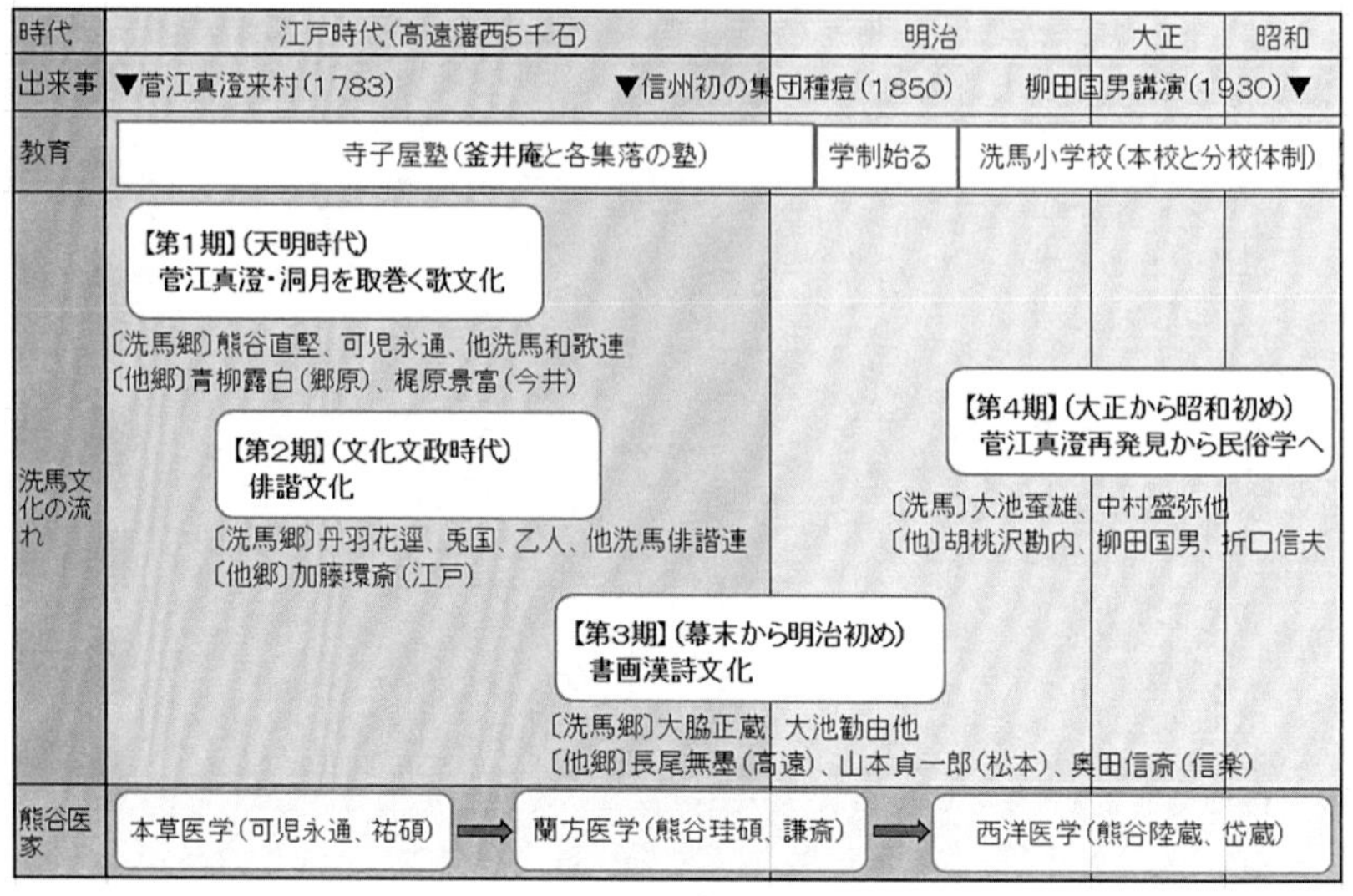

図１　洗馬文化の流れと熊谷医家

名のり、高野山使僧を寓居させ配札の場となっていた釜井庵である。平成十三年に「三村氏の居館跡、菅江真澄が一年余り滞在した」として県指定史跡となった。現在ものこる茅葺（かやぶき）寄棟造の建物は、基礎の形式や柱にのこる手斧がけの跡から十八世紀中ごろの築と推定され、本洗馬歴史の里資料館が隣接し、「釜井庵祭り（四月、本洗馬地区の住民と近在の住職による）」「たなばた飾り（八月、真澄が民俗画に描いた吊るし雛を軒先に飾って再現）」などが行われ、耳目を集めている。

釜井庵での子弟教育は、菅江真澄が本洗馬を訪れた天明三年前後には遅くとも始まっていた。釜井庵西麓に、初代寺子屋師匠丹羽花逕の死（文政三年）を悼み、門人らによって建立された「釜井葛裘四〇年」の碑があることは二章四「釜井庵と永通家」でも触れたが、逆算すると天明元年ころ開塾になる。「塩尻の私塾・寺子屋」（『塩尻市誌　第二巻歴史』）でも天明期以前の寺子屋は当地では確認されていないし、「寺子屋・私塾の普及」(『長野県史　通史編第六巻近世三』)でも、長野県で寺子屋・私塾が増え始めるのは十八世紀末からである。釜井庵寺子屋塾は、教育県信州の中でも最も早く村の青少年への教育を始めた私塾の一つであり、外部からの文人墨客も歩を休める洗馬文化の「土台」となったことは間違いない。

【第一期、菅江真澄・洞月をとりまく歌文化】

天明三(一七八三)年の菅江真澄来村前後、真澄と洞月上人を中心とする文化。和歌による文化交流であることが特徴である。詳細は本誌二章二「菅江真澄来村と歌人永通」を参照にされたい。

【第二期、俳諧文化】

文化文政期(一八〇四―一八三〇)に、名主層を中心とした俳諧文化が洗馬郷で一大興隆期を迎えた。俳諧誌『琵琶田集』(注2)(小曽部村名主、新倉伴右衛門〈俳号:兎国、諏訪の素檗(そばく)門〉、文政五年刊行)、『更科七部集』(本洗馬村名主、熊谷長右衛門〈俳号:乙人、東都鈴木大老門〉)、がその代表作である。『琵琶田集』には小林一茶も一句寄せているが、『琵琶田集』が一茶の手元に届いたことも確認されている。(注3)当時の大庄屋原熊三郎(俳号:大巣)や洗馬俳諧連のリーダー格であった小曽部村名主新倉増蔵(俳号:百山)も、もちろん句を寄せているが、入選句の範囲は県内の善光寺・松本・高遠・伊那・飯田は言うに及ばず、江戸・京都・大坂・伊勢・三河・仙台・安芸と全国に及ぶ。当時弱冠二十四歳であった兎国と洗馬俳諧連の力量と交友範囲の広さを示している。

『琵琶田集』刊行後わずか四か月後の文政五年七月に誘発した高遠藩洗馬騒動（わらじ木綿騒動）は、高遠城下に領内全郷から数千人が城下に押し寄せるという騒ぎになったが、洗馬でも豪農打ちこわし一四軒という大騒動に発展した。この時頭取を名乗り出て騒ぎを鎮め、藩の上納課税を撤回させ、実質的な百姓側の勝利を勝ち取ったのは、第二期俳諧文化における三人の文人名主兎国・乙人・大巣である。その年の師走高遠での入牢から赦免されたが、その獄屋を出る時、次の句を壁に貼り付けて洗馬に戻ったという。

鼡（ねずみ）にも礼云ふ年の別れ哉　　兎国
木枕や年の暇（いとま）を渡しけり　　乙人
天地も動き終りや年の暮　　大巣

のちに三人共に復権を果たし、高遠藩の文政財政改革において新倉伴右衛門と原熊三郎は藩に請われ江戸に出て、高遠藩を代表して八面六臂の大活躍を見せた。「彼らの持つ教養と文化人らしい正義感」(注4)が江戸表で、藩主や近江商人・大材木商をはじめとする一流の政治経済人と、矜持を以て渡り合うことを可能ならしめたと思う。

【第三期、幕末期書画漢詩文化】

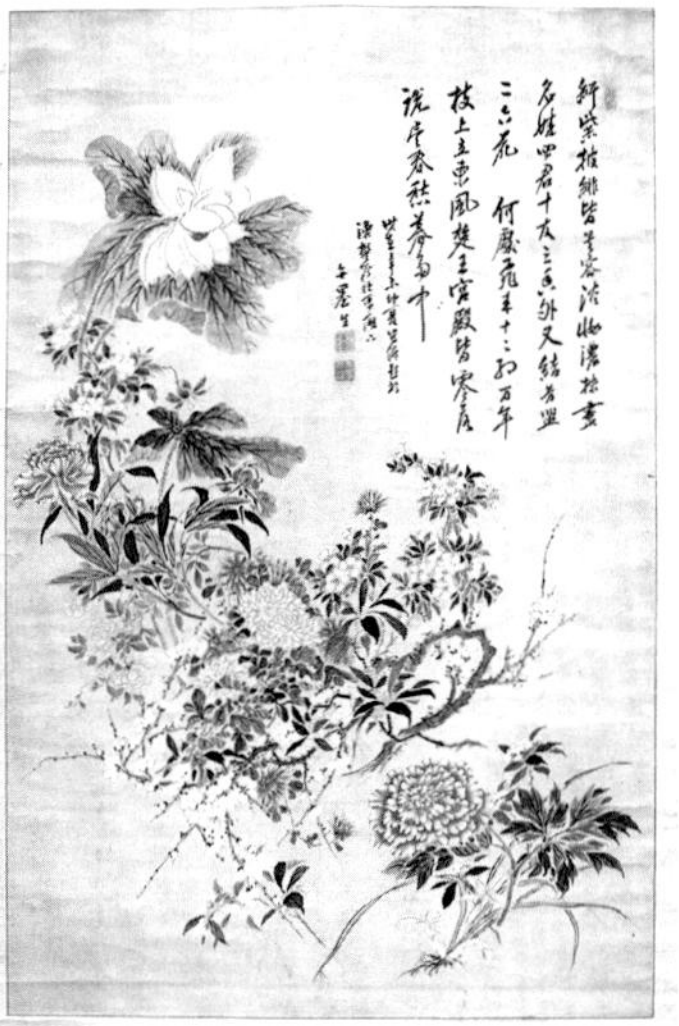

長尾無墨「百花百果図」、明治の初め
釜井庵で描かれた（資料館蔵）

釜井庵寺子屋塾における青少年の教育は、「学制発布」がなされ国民皆就学制度による近代教育制度が始まる明治五（一八七二）年まで続いた。安政五（一八五八）年には男子一〇〇名、女子一六名もの青少年が教えを受けている。[注5] これは記録に残る最も早い洗馬小学校の卒業生徒数六三名（明治三十一年度）と比べても驚くべき数字であり、本洗馬村のみならず、他の洗馬郷の村々、あるいは洗馬郷以外の村から通う生徒もあったかもしれない。

幕末から明治初期にかけての変動期に、その釜井庵へ県内外から文人墨客が来村滞在し、「書画漢詩文化」が花開いた。この期の洗馬文化の特徴は、外来の文化人が重きをなしていたこと、書画漢詩から製陶（洗馬焼）まで幅広いジャンルで構成されていたことである。長尾無墨（南画家・教育家、高遠）、古曳盤谷（南画家、伯耆）、山本貞一郎（書家・思想家、松本）、奥田信斎（製陶家、信楽）など郷外出身者の名前がまず挙がるが、本洗馬村においても大脇正蔵（釜井庵師匠）、大池観由（書家・教育家）などが活躍した。

高遠藩の飛び地であったことによる洗馬郷の自律性、京阪と江戸につながる交通の要衝であったことが、ここでも重要な役割を果たした。例えば筑摩県権令永山盛輝のもと『説諭要略』を著し全県の小学校設立に奮闘した長尾無墨（画号：天山）は、意見の相違から高遠藩校進徳館の大助教の地位を捨てた後、本洗馬に滞在して釜井庵で南画を描いた。また信楽の名工奥田信斎[注6]は、同郷の中川松助に誘われ信州上伊那郡で製陶「赤羽焼」を興したが、明治初めから十八年までは、本洗馬の地に移って窯場を開き「信斎焼」の名を世に知らしめた。

本洗馬は成熟した文化度と資金力・購買層を持ち、中山道から善光寺街道への陸送の便も良く水運（奈良井川）にも恵まれていた。

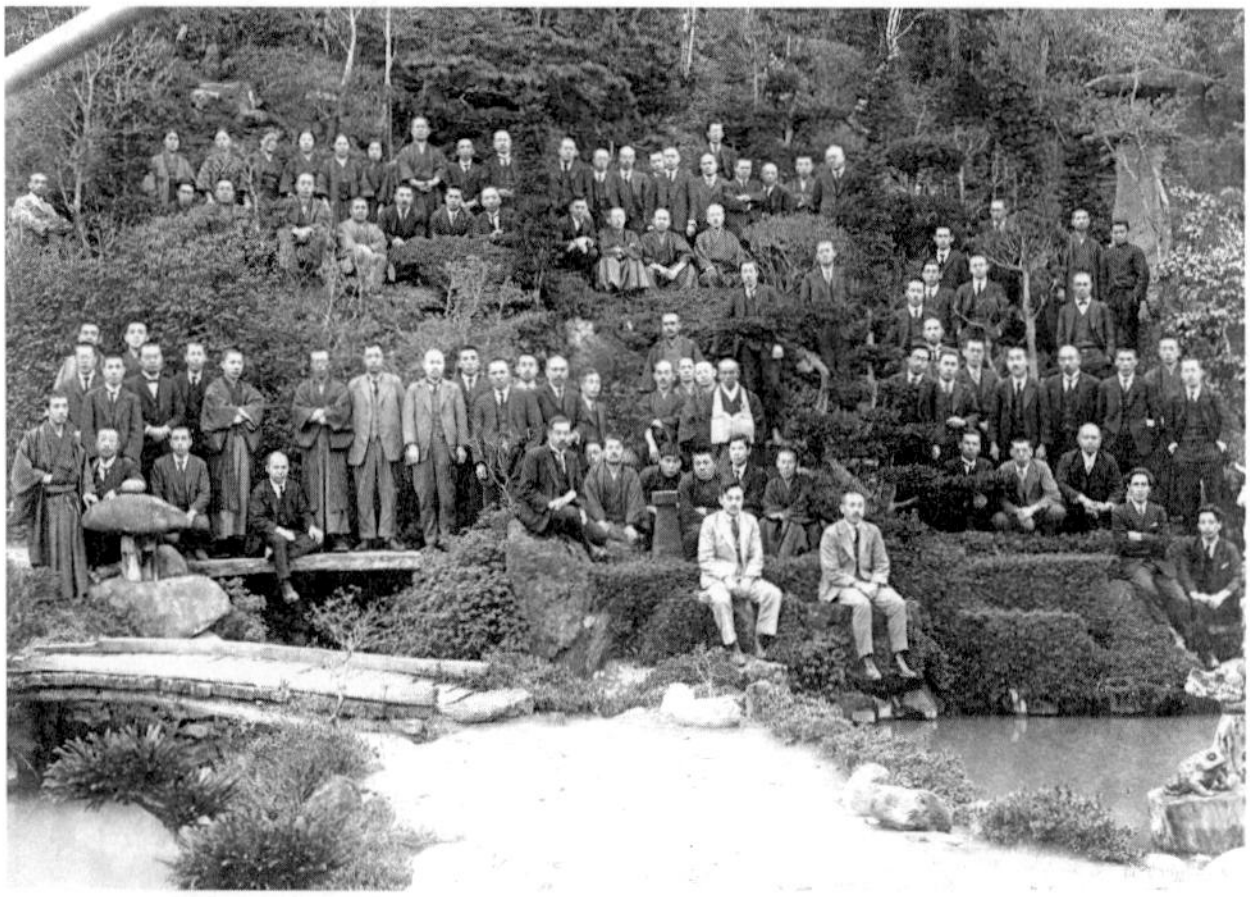

「民間伝承論大意講演会」での記念写真（於長興寺庭園）
写真中央に柳田と胡桃沢がいる（中村峡家文書より）

【第四期、菅江真澄の再発見と日本民俗学への展開】

菅江真澄来村から一世紀半、真澄ののこした当時の日記が東筑摩教育会「郷土研究」の活動により再発見され、昭和四年八月のカラー復刻版『来目路の橋』を手始めに、『伊那の中路』『わがこゝろ』『いほの春秋』として全国に先駆けて刊行された。調査刊行の中心となったのは松本の歌人・民俗学者である胡桃沢勘内であるが、東筑摩教育会長を務めた大池蚕雄、洗馬小学校校長小林国男、中村盛弥ら洗馬村関係者も刊行会編集委員としてその重責を果たしている。

一貫して「郷土研究」と「復刻版」の指導にあたったのは日本民俗学の創始者柳田国男である。昭和五年四月には、復刻版刊行を記念しその柳田を招聘して、「民間伝承論大意」と題した大講演会が本洗馬長興寺において開催された。「三日間で延べ一〇時間に及んだ講演会場は、連日県内各地から一〇〇名を超える参加者で埋め尽くされた(注7)」が、柳田はこの講演会で初めて民俗学の理論を体系的に語った。本洗馬が日本民俗学発祥の地といわれるゆえんでもある。

狭義の洗馬文化は近世の第一期～三期をさすが、広義としてはその残照ともいえる、「菅江真澄の再発見と日本民俗学への展開」に至る「郷土研究」の時期を、【第四期】に入れることも可能であろう。

大正から昭和にかけ、洗馬の地に講演のため足を運んだ文化人の顔ぶれを見ても、洗馬文化のすそ野の広さと深さ感じとることができる。安部磯雄（日本野球の父、大正三年講演）、犬養毅（政友会・首相、大正十五年講演）、折口信夫（国文学者・歌人、大正十五～昭和四年「日本文学史」、昭和二十五年『源氏物語』講演）、柳田国男（日本民俗学創始者、昭和五年「民間伝承論大意」講演）、熊谷岱蔵（医学博士、昭和二十六年講演）、その他菅江真澄、洞月上人、奥田信斎、杉浦重剛（教育家）などの書や作品が居並ぶ地元洗馬小学校は、さながら「洗馬文化」の展示博物館となっている。

二　洗馬文化と共に

熊谷医家と洗馬文化

熊谷医家は洗馬文化と相互扶助の関係を築いてきた。二世紀にわたった洗馬文化の存在がなかったら、熊谷医家が六代にわたりこのような業績を残せたのかとも思う。各代の文化的遺稿は、次項「熊谷医家と関わった主な文化人」の中で合わせて紹介する。ここでは洗馬文化各期と熊谷医家の歩みとの大筋を振り返っておきたい

洗馬文化第一期に菅江真澄を食客としてもてなしたのは、熊谷医家初代可児永通である。二代祐碩・三代珪碩の代は洗馬文化第二期にあたるが、祐碩は洗馬郷内外の狂歌師と積極的な交流を重ねたし、珪碩は第二期文化の中心人物である俳人兎国・乙人・釜井庵師匠丹羽花遥らと漢詩や和歌を通じて深く交わっている（口絵ｖ頁写真参照）。四代謙斎は自らも多くの漢詩をのこしたが、洗馬文化第三期の文人山本貞一郎（号：石斎）・長尾無墨との交流は特に篤く、詩稿「送石斎山本先生帰東都」（生々堂文書三二三号）、無墨からの漢詩「静山君被恵蕎麺」（常盤屋文書一四九号）など多くの交歓史料がある。第四期にあたる熊谷陸蔵・岱蔵は、その隆盛期にあたる昭和の初めには仙台に移住していたが、熊谷医家の土蔵から真澄本四冊（本誌65頁参照）が発見されたのは復刻版『来目路の橋』が刊行された直後の昭和四年十月であった。岱蔵博士が医家「生々堂山荘」と洗馬文化を心のよりどころとし、雅号に初代永通につながるであろう「泰通」を用い、生涯を振り返った自家本に菅江真澄の日記『筆のまゝ』の名前を付けたことは四

章四「郷里への思い」で詳しく述べた。洗馬文化と熊谷医家六代は共にあったことが確認できる。

熊谷医家と関わった文化人

『生々堂並常盤屋文書目録』をはじめとする洗馬地区の古文書には、医学関係の史料と同時に熊谷医家「生々堂」と関わった文化人・知識人との往復書簡類・歌・俳句・詩・画などが網羅されている。以下「生々堂」代々当主の時代に合わせて、医家と関わりのある主な文化人・知識人の概要を記し、その代表的史料を医家関連文書も含めて各節末（ ）内に示した。

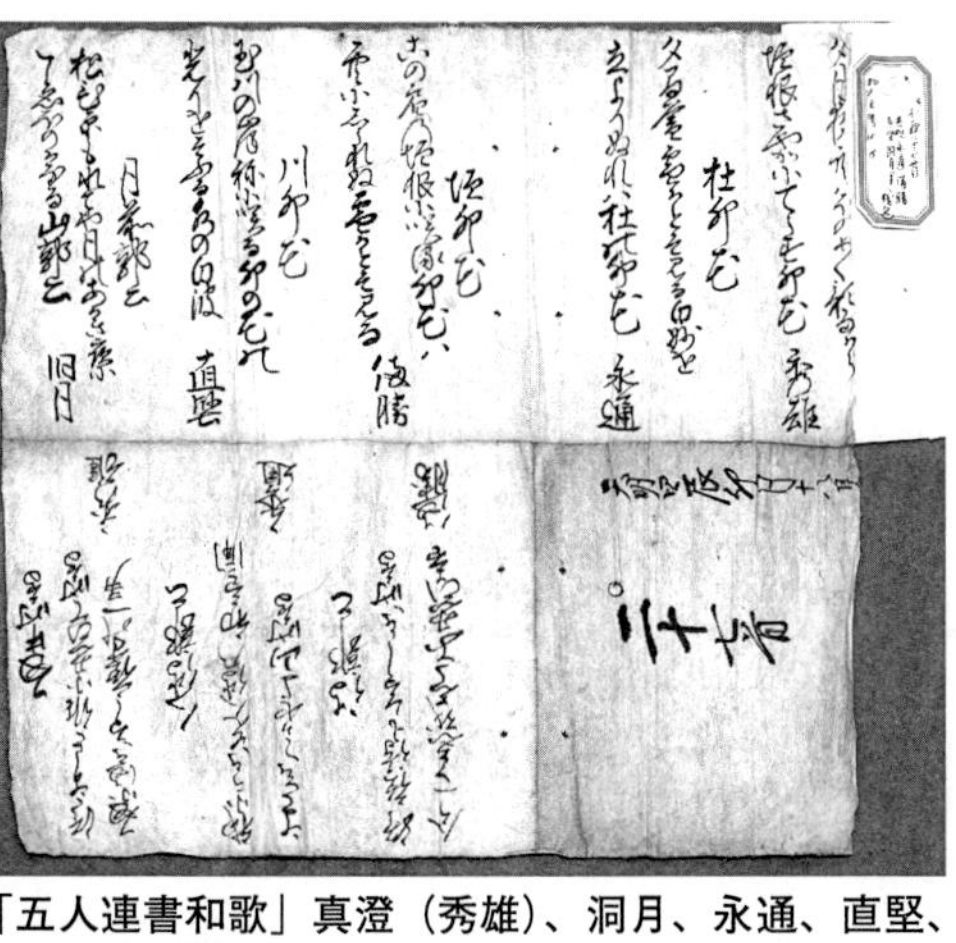

「五人連書和歌」真澄（秀雄）、洞月、永通、直堅、備勝の和歌断簡

【可児永通の時代】

⑴菅江真澄　本草学を修めていた真澄は、「くすし」可児永通の世話を受けながら、天明三年五月から一年余、釜井庵を拠点に信濃各地を遊歴した。その後も生涯を旅に過ごし、秋田で『真澄遊覧記』を著した。熊谷医家には四冊の真澄本『伊奈濃中路』『科濃路旅寝濃記』『ふでのまゝ』『いほの春秋』をのこしたが、今は不明となっている。「常盤屋文書」には「雄甫詠草（本洗馬滞在時代の真澄の和歌詠草集）」「古今和歌集序（写本）」）等の真澄直筆本が数多く存在し、令和二年に八

点（本誌第二章注㊻参照）が塩尻市指定有形文化財となった。

⑵洞月上人　本洗馬長興寺十五世住職。菅江真澄が本洗馬に立ち寄った直接の動機は、一〇年前に姨捨で顔を合わせた洞月上人が長興寺にいたからである。菅江真澄の和歌の師匠でもあり、真澄の旅立ちにあたっては、京都二条流の和歌秘伝書を贈った（「青松堂司洞月雑話歌集」常盤屋文書二七号、「五人連書和歌」常盤屋文書三三号〈塩尻市指定有形文化財〉）。

⑶熊谷孫右衛門直堅　可児永通や洞月上人と同世代の本洗馬村名主。当時本洗馬連を代表する歌人であり、真澄来村時最初に訪ねて和歌を交換し、その後真澄の姨捨観月行にも同行した。可児永通と家も近く、永通や洞月上人とは歌を通じた終生の友であった（「可児永通から孫右衛門への一周忌の歌と弔文」熊谷與吾六家文書二八六号）。

⑷梶原景富　景富の父は飛騨国一宮水無神社の大宮司梶原家熊。真澄来村時今井（現松本市）に里帰りした家熊に真澄が歌を送った。梶原景富は今井村諏訪神社の宮司で遊覧記『伊那の中路』にも登場し、今も神社の裏手には家熊と景富の墓所が確認できる。可児永通は景富に依頼し、養父七左衛門の霊を弔った（「梶原景富から可児永通へ、養父七左衛門の霊を弔う」生々堂文書一一一号）。

【熊谷祐碩の時代】

⑴新倉増蔵　洗馬郷小曽部村名主（注8）、俳人（号は百山）。洗馬俳諧連の先輩格であり、新倉兎国の叔父にあたる。京都・大坂・南紀・四国に俳諧行脚をしたが、諏訪の素檗（そばく）とは特に親しく、同郷の兎国・乙人などに大きな影響を与えた。熊谷医家を介して美濃の江馬家から診断書と薬

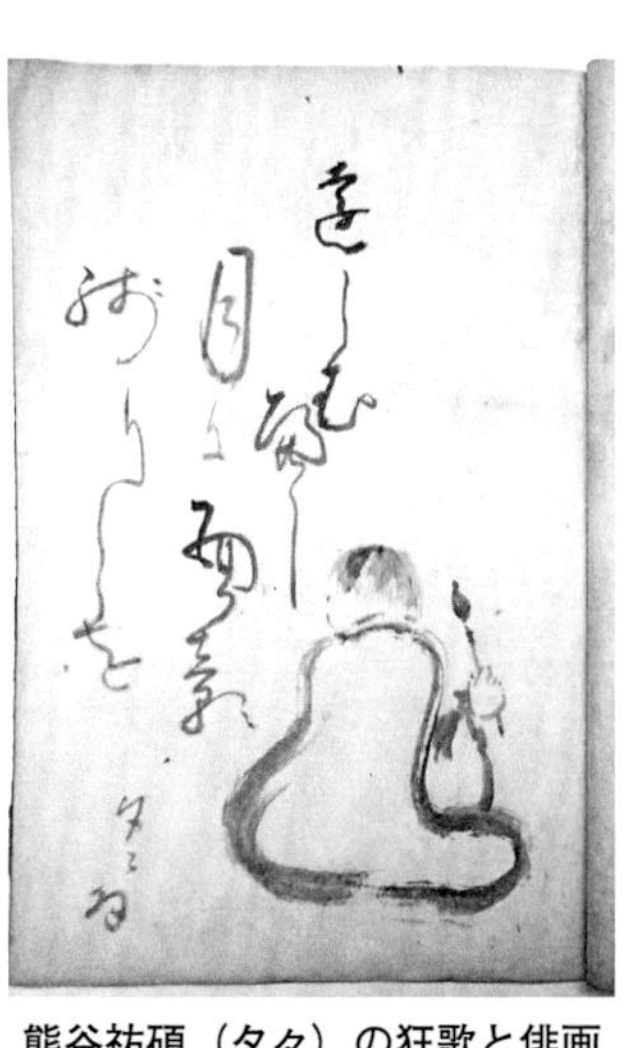

熊谷祐碩（夕々）の狂歌と俳画「露白哀悼狂歌冊子」

を取りよせている（「江馬春齢から百山宛て診断書」新倉両家文書九五四号）。

⑵青柳露白　郷原に住んだ蕉門派の俳人（号は五尺庵露白）。菅江真澄は本洗馬滞在時に露白（白頭翁）を訪ね歌を詠み交わした。寛政元（一七八九）年の死没にあたり、当時の洗馬連の俳人を中心に弔歌集「露白哀悼狂歌冊子」をまとめたが、熊谷祐碩（夕々）の狂歌と俳画を右に示す。狂歌は、「をしむべし月に面影残りしを　夕々拝」（「露白哀悼狂歌冊子〈丹羽花遥ほか、五〇人を超える哀悼の歌・俳句・漢詩が掲載〉」生々堂文書〈欠番〉）。

【熊谷珪碩の時代】

⑴丹羽花遥　釜井庵寺子屋塾初代師匠。文政三年まで四〇年近く、釜井庵に住居して洗馬村子弟などの教育に当たり、新倉伴右衛門・熊谷乙人など洗馬文化を担った多くの逸材を育てた。元松本藩水野家家臣の家柄。山形藩主秋元家に仕えていた（「山家のみ湯に浴して〈珪碩・乙人・花遥〉」常盤屋文書七四号〈口絵v頁写真〉、「伝丹羽花遥像」本洗馬歴史の里資料館〈本誌64頁写真参照〉）。

⑵原熊三郎　洗馬郷大庄屋、俳人（号は大巣）。高遠藩文政財政改革にあたっては高遠藩豪農四人の一人として、新倉伴右衛門を片腕に江戸表で債権者との折衝を担当した。郷内でも「親方」と呼ばれ、洗馬騒動など困難な時期に郷内七か村を率いた（「午年之暮差引覚帳」生々堂文書

一一八号〈本誌34頁参照〉)。

(3)新倉伴右衛門　洗馬郷小曽部村名主、俳人(号は兎国)。文政五年俳諧集『琵琶田集』刊行。文政十一(一八二八)年から天保八(一八三七)年まで江戸深川の高遠藩中屋敷に駐在。信州材を川流しで搬送し江戸で売りさばく「高遠藩深川木場プロジェクト」の責任者として、「一農民の分限を超える中央での活躍」を見せた(拙著『新倉伴右衛門の生涯』を参照)。

(4)熊谷長右衛門　本洗馬村芦ノ田名主、俳人(号は乙人)。天保七(一八三六)年俳諧集『更科七部集』刊行。洗馬騒動では、原熊三郎・新倉伴右衛門と行動を共にした(「山家のみ湯に浴して〈珪碩・乙人・花遲〉」常盤屋文書七四号、乙人俳句扁額「目を閉て花の気労れ醒しけり」本洗馬歴史の里資料館)。

(5)中村元恒　高遠藩の儒家・医家で号は中倧、「高遠藩学の父」と称される。珪碩・謙斎とも大垣江馬家遊学前に高遠で儒医学を学んだ。「生々堂文書」には高遠修学を示す多くの書簡類がのこされている(「傷寒論直図」生々堂文書一七号、「中村中倧より珪碩宛て書簡二通」同一四二号)。

(6)江馬春齡　美濃大垣の蘭方医。二代蘭斎は杉田玄白から『解体新書』の講義を受け、寛政七年大垣に私塾「好蘭堂」を開いた。珪碩・謙斎父子とその弟養春も大垣江馬家に学んだ。「生々堂文書」には、二代にわたる江馬家との交換書簡が多くのこる(春齡より珪碩「子息謙斎の入門を許す」生々堂文書《採番無し》、春齡より珪碩「江馬家での最新蘭医学情報」同一五〇号、謙斎から江馬先生「年賀状」同一七五号)。

【熊谷謙斎の時代】

(1)**大脇正蔵**　幕末期釜井庵寺子屋塾師匠（弘化三〈一八四六〉年―嘉永五〈一八五二〉年）。元尾張藩代官山村家の家臣。書を良くし信就を号した。謙斎の大垣江馬家修業に際して送別の歌を贈っている（「謙斎への送別の歌と書簡」生々堂文書一六二号〈本誌91頁参照〉、棚戸書「龍注水」熊谷暁家（さとる）、掛け軸「米父公家訓」中村峡家文書）。

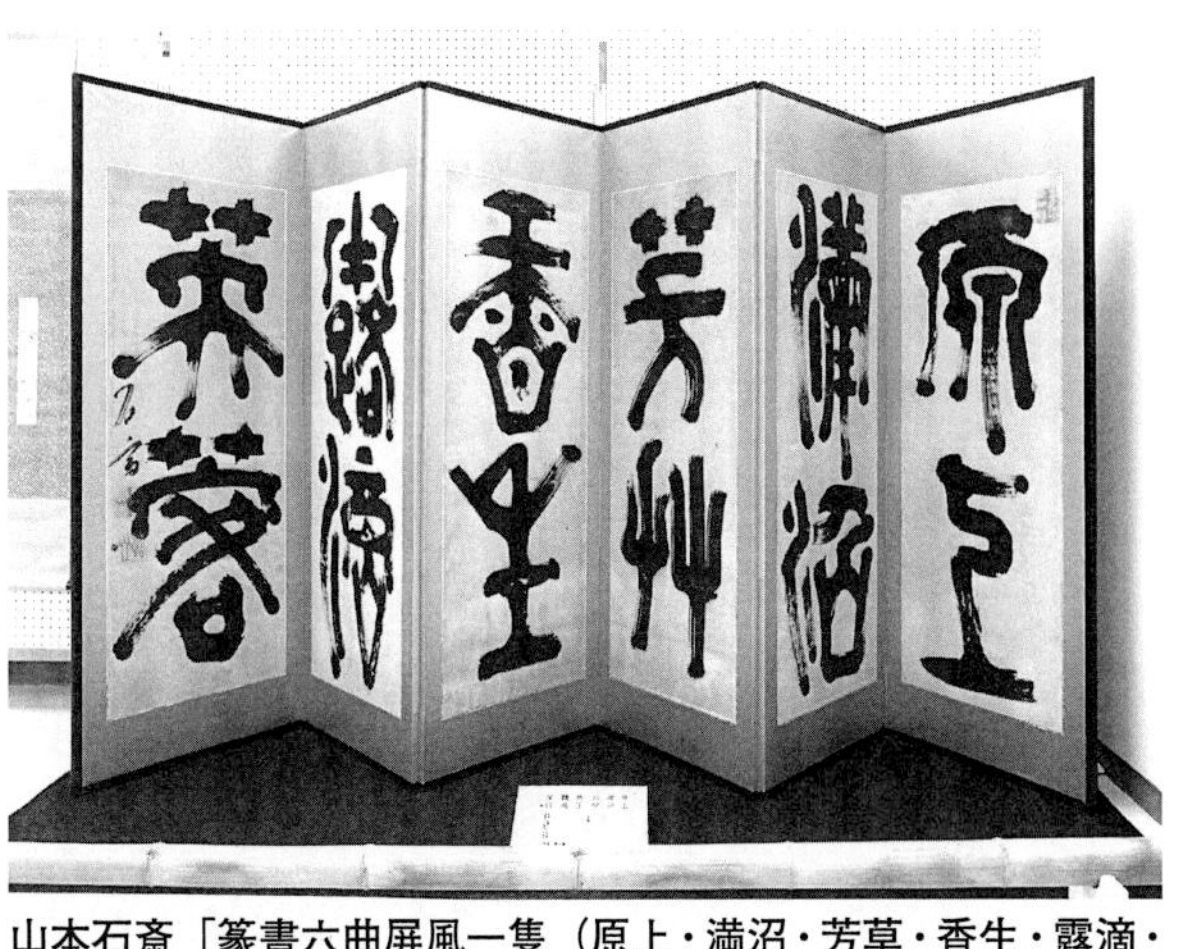
山本石斎「篆書六曲屏風一隻（原上・満沼・芳草・香生・露滴・芙蓉」（長興寺蔵）

(2)**古曳盤谷**　伯耆（鳥取県）出身の南画家。勤王の志高く、深く佐久間象山と交わり象山に画を教えた。松本飯田町で画塾を開いたが、釜井庵でも一時指導をしたといわれ、本洗馬歴史の里資料館には多くの南画がのこされている。熊谷医家の火災焼失にあたって、熊谷静山（謙斎）宛て見舞状がある（「火災見舞」生々堂文書一六一号〈欠年、幕末から明治初めころ〉、「揮毫のことなど来信」常盤屋文書一〇九号）。

(3)**山本貞一郎**　松本の大名主兼飛脚問屋「近藤家」出身の勤王志家・書家（号は石斎）。水戸藩邸に出入りし藩主徳川斉昭の内命を受け京都に潜伏、安政の大獄で最初に斃（たお）れた。釜井庵でも教えたといわれ、洗馬には石斎揮毫の多くの書や歌がのこされている。謙斎の漢詩稿の中にも、石斎が東都に帰るに際して編んだ漢詩一篇がある（「篆書六曲屏風一隻〈原上〉」長興寺、「篆書六曲屏風二隻〈鶯・名月〉」中村峡家文書、篆書掛け軸「大黒天」熊谷暁家、「送石斎山本先生帰東都他謙斎詩稿」生々堂文書三二三号）。

(4)長尾無墨　高遠藩出身の教育家・南画家。高遠藩の新徳館で指導にあたっていたが藩の政治を批判し追放され、洗馬で魚樵吟社を結成し釜井庵でも指導にあたった。のち筑摩県権令永山盛輝に見いだされ、自著『説諭要略』をもって中南信地域を巡回、全県の小学校設立の勧奨にあたった。画号を天山と称し雁の絵を得意にした。謙斎と同世代の高遠藩学の学統であり、のこされた史料から深い交友があったことが窺われる（長尾無墨漢詩「静山君被恵蕎麺」常盤屋文書一四九号）。

(5)江馬細香　美濃大垣の蘭方医江馬蘭斎の長女。漢詩・南画家。『日本外史』や漢詩「川中島」で有名な学者・漢詩人頼山陽の指導を受けた。珪碩・謙斎の江馬家遊学時代を含め長く交流があった（「江馬春齢・細香女史等に送る和歌二葉」常盤屋文書八五号、南画掛け軸「梅と月」中村峡家文書、口絵ⅳ頁写真）。

(6)浅田宗伯　北栗林村（現松本市島立）出身の漢方医。号は栗園。徳川将軍家の御典医、維新後は宮内省侍医となり「漢方最後の巨頭」と称される。浅田飴の元祖でもある。医書は熊谷珪碩に学び、儒医の道を高遠藩中村元恒に学んだ。熊谷医家とは三代にわたって姻戚関係がある（「江戸在住浅田宗伯より珪碩へ、入塾子息の状況報告等二通」常盤屋文書五八号）。

(7)赤羽俊騰　北熊井村（現塩尻市片丘）の漢蘭折衷医。幕府痘科医師池田門に学ぶ。当地域

で珪碩父子と種痘を実施した（「赤羽俊騰より原氏病状についての書簡」生々堂文書一五八号）。

【熊谷岱蔵の時代】

(1)**吉江喬松**（弧雁）　長畝村（現塩尻市塩尻東）出身のフランス文学者、詩人、歌人。早稲田大学仏文科の創設、レジオンドヌール賞受賞者として知られる。岱蔵とは旧制松本中学（第十九回、明治三十一年卒業）の同級生であった。

(2)**土井晩翠**　仙台出身の詩人、英文学者。岱蔵の仙台時代、家の筋向いに晩翠の家があった。晩翠は『荒城の月』(注9)の作詞者として知られるが、岱蔵と同様文化勲章受章者、仙台市名誉市民でもある。岱蔵の娘が幼くして亡くなった折、夫人が手伝って花で小さな棺をきれいに飾ってくれるほどの家付きあいがあった。

(3)**小宮豊隆**　ドイツ文学者、文芸・演劇評論家、東北帝国大学名誉教授、漱石の研究でも知られる。岱蔵が日本学士院の例会で上京した時の書画会の仲間であった。(注10)岱蔵の生家「生々堂」には、岱蔵と豊隆（俳号は蓬里雨）の合作「二葉園観月」の扁額が掲げられている（口絵·vi頁写真）。

(4)**青山胤通**　内科医、医学博士。日本初のドイツへの官費留学生二人の一人であって、東京帝国大学医科大学長。明治天皇崩御時の拝診をしたことでも知られ、のちに男爵を叙位された。岱蔵は東京帝国大学医科大学卒業後、青山内科教室に勤務した。また岱蔵の弟徹蔵は青山胤通の娘婿となり、東京帝大外科学の教授を務めた。

注記

1 熊谷貞良『白墨の粉』熊谷直人、昭和四十三年　七六頁

2 中原文彦「俳諧誌『琵琶田集』の刊行」『新倉伴右衛門の生涯』一一五頁　龍鳳書房　令和四年

3 田村岩雄「化政、天保期の洗馬の俳人そのほか」(塩尻史談会『会報』第三号　昭和五十四年

4 小松克己「高遠領洗馬郷の農民一揆」『信濃』第十巻　第十二号　昭和三十三年

5 塩尻市誌編纂委員会『塩尻市誌　第二巻歴史』九〇七頁　塩尻市　平成七年(底本は『長野県教育史』など)

6 中島章二「陶工奥田信斎の作品とその生涯」『信濃』第一九巻　第二号　昭和四十二年

7 青柳直良「菅江真澄と本洗馬の里」『平出博物館紀要』第三五集　平成三十年

8 「新倉百山」の項『東筑摩郡松本市・塩尻市誌　別編 人名』二四頁　昭和五十七年

9 熊谷謙二「家庭における父を語る」『雲庵随筆』一二八頁　昭和五十三年

10 小町谷操三「熊谷岱蔵先生の思い出」東北大学医学部第一内科同窓会『追慕』一二三頁　昭和三十九年

【古文書訳文】

資料1　【常盤屋文書七四号】　山家のみ湯に浴して（珪碩・乙人・花逕）（口絵v頁写真）

山家のみ湯に浴して　光卿（珪碩）

しらいとのみゆとぞ誰かなつけらん
くる人たへぬことのはのいと
　乙人うじ郭公（ほととぎす）の題を
いたすれて　乙人
しら糸のみ湯のみ空の明暮に
やまほとゝぎすくりかへしなく
　乙人うじのみうたに
かふかひはべりて　光卿
老らくの耳うとけれどくりかへし
なくほとゝぎすきかましものを
　このかへしにはならねど　乙人
貯（たくわへ）た声かさやかに杜鵑（ほととぎす）
若葉のかげの薄き朝空　花逕

（以下略）

資料2【洗馬小学校掛け軸】晩秋到橋場途中吟（謙斎）、新年作（珪碩）（口絵ｖ頁写真）

晩秋到橋場途中吟　（漢詩上）

携筇徐歩赤松辺
一片扁船泛梓川
峻嶺喬松聳雲立
断崖蘿葛含烟懸
清風颯々拂無弦
澗水湯々吐翠鞴
雑食橋頭清勝地
勿来山裏總照然

静山草

新年作　（漢詩下）

千門萬戸自無塵
瑞気如升日月新
老壮相交傾椒酒
欣然共唱太平春

貫

晩秋橋場に到る途中吟じる　（漢詩上）

つえを携えて徐に歩む赤松の辺
一片の扁船梓川に浮かぶ
峻嶺の喬松（きょうしょう）雲に聳えて立ち
断崖の蘿葛（らかつ）烟を含んで懸かる
清風颯々（さつさつ）無弦を拂い
澗水湯々として翠鞴（すいび）を吐く
雑食橋（ぞうすいばし）の頭清勝の地
来る勿れ山裏総て照然たり

静山草（謙斎）

新年作　（漢詩下）

千門萬戸自ら塵無し
瑞気升が如く日月新たなり
老壮相交じり椒酒（しょうしゅ）を傾け
欣然共に太平の春を唱う

貫（珪碩）

【注記】
上段：原文
下段：書き下し文
書き下し文は田村岩男解説（『洗馬小お宝写真集　開校一二〇周年記念』平成二十一年）によった。

資料3【生々堂文書（採番無し）】江馬春齢から熊谷珪碩への書簡（書き下し文）（口絵vi頁写真）

華簡辱く拝読仕り候、高論の如く春寒甚しく御座候処、御挙家愈御勝常成され、御座欣然奉り候、随って小家大小無事消光仕り候、憚り乍ら御放念下さる可く候、然れば今般御令郎小家へ御入門成され度由仰せ下され、委細承知仕り候、及ばず乍ら、精々御世話仕る可く候、扨先年江戸表より登り候節、木曾通行仕り候積りにて罷り在り候処、少々痛む処出来、俄かに東海道より帰国仕り、拝顔を得ず残懐に存じ奉り候、洗馬宿までお出掛け下され候由、恐れ入り候、いずれ又々近年に出府仕り候間、何卒一度は木曾を通行仕り度存じ奉り候

一　御菓子一箱御恵贈成し下され、千萬辱く拝受仕り候、右、貴答申し上げ度、斯くの如きに御座候、恐惶謹言

二月十一日　江馬春齢

熊谷珪碩様

文几

尚々家族へも御筆下され辱けなく存じ奉り候、何も直ちに申上げる可き様申付け候、御令郎三月頃御越しの由、御待ち申上げ候、只今諸生六人許居候、以上

資料4【生々堂文書五一号】覚（口絵iii頁写真）
（「嘉永四年種痘謝義受納帖」より）

覚

五月　下今井堀村
一金二朱　萬治郎
　　　神戸
一二朱　与治七衛門
　　　今井
一金一分　忠左衛門
一一分　文左衛門
一一分　小兵衛
一一分　品之丞
一二朱　覚弥
一一分　源之丞
　　　小曽部
一二朱　市郎兵衛
一二朱　為蔵

資料5【生々堂文書一五七号】覚（91頁参照）
（「嘉永二年謙斎修行餞別祝義帖」より）

覚

　　　中町
一青銅二十疋　与兵衛
一二十疋　新美
一手掛　孫右衛門
一十疋　杢之丞
一十疋　弥門治
一十疋　源重郎母
　　　中町
一手掛　新宅
一同　みとりや
一十疋　八百吉
一「するめ壱わ
　もち米一升」　お筆
一よふかん二　大脇

一　二朱　今村門屋　治郎左衛門
一　一分　西洗馬　曽右衛門　（次頁に続く）

一　野羽織　栗林　浅田
一　扇子壱本　松澤
（以下略）

資料6【生々堂文書一五〇号】江馬春齢から熊谷珪碩への書簡（書き下し文）《142頁参照》

久々御疎濶罷り過ぎ候、時下餘寒未だ退かず候処、御揃い成され愈御健勝御起居成さる可く欣然奉り候、随って、小家老少恙なく罷り在り候、憚り乍ら御放念下さる可く候、誠に其の後は御無沙汰致し、御安否も御尋ね申さず候、此の節は如何御暮らし成され候哉、御家業追々御繁栄と察し奉り候、少子も関東へ罷り出候はゞ、御尋ねも申し上げ度所存御座候へ共、未だ出府仕得ず、御尋ねも申し上げず候、此の節にては祖父も随分無事には候へ共、老年に及び候故治療大方少子引き受け相勤め候処、病者も相変わらず相応に来たり、日々繁多罷り在り候間、祖父の余光と存じ居候、貴君御在塾の頃迄は、蘭書読み難き物の様に御座候所、此の頃にては少子なども読み覚え、スウイテンレーゲルシイキテの書等は、字引之無く候ても読め候様に相成り候、字引には、以前のハルマは誤り多く用達致し申さず、近来、ドーフと申す蘭人の訳致し候ハルマ出来致し、是にて引き候はゞ、誠に明白に相分かり候様に相成り候、且又、シイボルトと申す蘭人来たり、長崎にて治療致し候てより和蘭医法も近来一転致し候事相知れ、只今はコンスビュフト申す内科治療書を専ら相用い申し候、ブランカール、ボイセン等の書は古書と申し一向用い申さず、近来は薬品も以前用いず候者追々相知れ、ゼーアユイン・ジキターリス・カローメル・ヒヨシャームス・ユイスランドモス・キナキナ等の品用い始め申し候て、実に大効御座候、サルポシイケンスト・金硫黄・其外緑礬（はん）精・マグネシア・亜鉛華等、湯屋清五郎製し覚え申し候、貴君御在塾の節とは大いに万事開け申し候事に御座候、若し御用い試し成され度薬品も之有り候はゞ、調合の上申す可く候、ゼーアユインなどは別て利尿の大効之有候、扨（さて）、少子も先年見江寺駅宇兵衛娘を娶り、今年五歳に相成り候男子と二歳の女子と産み申し候、貴君も定めて御子様も御出来成され候ら半と察し奉り候、一寸（ちよつと）御地の御様子又御聞き下さる可く候、余り久々御便も御座無く候、今日兼山の病客来たり候に付、御安否御尋ね申し上げ度、斯くの如きにに御座候、猶（なお）後音の時を期し候、恐惶謹言

江馬春齢

　　二月十七日

熊谷珪碩様

猶々家内何も宜しく申し上げる様申聞き候、弟元齢今年十九歳に相成り、専ら勤学罷り在り候、詩作等も少々心掛け候、少子は只蘭学のみにて一向風雅も御座無く候、貴君近頃御詩作幷に御句は如何、長叙は西帰の後頓と音信御座無く候、求益・徳甫は古人（ママ）と相成り申し候、友斎は相替わらず名古屋に罷り在り、立得は江戸に罷り在り文通も致し申し候、此

の節は塾もさっぱり替わり、只今、静安・祐介・雄平・喬菊（傍書―只今越前長岡の家中）・玄平・右中の六人在塾罷り在り候、暫くの間に大いに替わり候物に御座候、扨、栗飯御約束申し上げ候故、何卒近き内御尋ね申し度存じ奉り候、蘭書読分御聞き申し候御約束も申し上げ候処、治療専らになれば随分何にても読め候間、是又申し上げ度存じ居り候、申し上げ度事共沢山之れ有り候得共、余り長文に相成り候間、先ずは早々申し上げ候、以上

年表（各代ごとに）

【可児春誠（永通）】

和暦	西暦	内容
享保六ころ	一七二一	美濃国可児郡宮瀬村で生まれる。
明和ころ		本洗馬村熊谷七左衛門の娘吉に婿入りする。
天明三	一七八三	遊歴の文人菅江真澄を食客として遇する（翌年まで一年余）。
天明三	一七八三	今井村諏訪神社宮司梶原景富に依頼して、養父七左衛門の霊を弔う。
寛政十	一七九八	本洗馬大火で家全焼。一時釜井庵に避難する。年内に家再建。
寛政十三	一八〇一	終生の友、熊谷孫右衛門直堅の一周忌にあたり、仏前に歌と弔文を供える。
文化三	一八〇六	正月初め死去。

【熊谷祐碩】

和暦	西暦	内容
宝暦七ころ	一七五七	本洗馬村中町の熊谷孫九郎直勝の弟として生まれる。
安永ころ		可児春誠（永通）子がなく、養子となり熊谷医家を継ぐ。

和暦	西暦	内容
寛政十	一七九八	本洗馬大火では親方（大庄屋原家）のもとに駆け付ける（「本洗馬大火下書」に）。
文化八	一八一一	高遠藩士熊谷勇左衛門から医師祐碩あて、珪碩を養子に遣わす旨の書簡。
文政十二	一八二九	「貧福茶談（狂歌風の日記）」を著す。
天保四	一八三三	病没（七十六歳）。

【熊谷珪碩】

和暦	西暦	内容
寛政六	一七九四	高遠藩士熊谷勇左衛門の子として生まれる。
文化八	一八一一	熊谷祐碩亦子がなく、祐碩の養子となる。
文化八	一八一一	文化八年から文化十四（一八一七）年ころ迄、美濃大垣江馬塾で蘭方医学を学ぶ。
文化一五	一八一八	本洗馬村に戻り独立して開業（本洗馬村役人に「別宗門願」提出）。
天保二	一八三一	洗馬郷針尾村某人を贋薬（がんやく）製造の件で大庄屋に訴え勝訴、内済とする。
嘉永三	一八五〇	美濃大垣江馬家遊学中の子息謙斎と協力、信州初となる集団種痘を開始する。
安政ころ		『道一絶句集（百絶）』『詩歌稽古集』『旅中謾筆』などの漢詩集・記録を著す。

万延元　一八六〇　「高遠藩殿様洗馬郷巡村」時に、名字帯刀者の一人として長芋を献上する。
万延元　一八六〇　死去。

【熊谷謙斎】
天保二　一八三一　熊谷珪碩の次男として生まれる。
弘化二　一八四五　嘉永元（一八四八）年三月までの三年間、高遠藩にて「漢医流内科」を修める。
嘉永元　一八四八　嘉永元年五月から嘉永六（一八五三）年迄、美濃大垣江馬塾で蘭方医学を学ぶ。
安政元　一八五四　本洗馬村で開業し、父珪碩と共に牛痘種痘などの医療にあたる。
明治初め　古曳盤谷（南画家）、長尾無墨（南画家・教育家）、山本貞一郎（勤皇志家・書家）などに画や書を学び交流する。盤谷からはこのころ火災焼失の御見舞いが来簡。
明治三　一八七〇　殖産結社「協救社」の設立にあたり、養豚による村の殖産の建言書を提出し、自らも養豚を志願する。
明治五　一八七二　筑摩県病院へ入塾し、西洋医学を再学習する。
明治十二　一八七九　四十九歳で病没する。

【熊谷陸蔵】

安政三　一八五六　二代祐碩の生家である本洗馬村中町の熊谷家「升屋」に生まれる。

明治五　一八七二　明治六年まで筑摩県学校で英語を学ぶ。

明治七　一八七四　熊谷医家の養子となる。謙斎の長女「もと」と結婚。

明治八ころ　一八七五　東京の軍医学校に遊学する。のち熊本病院勤務。

明治十二　一八七九　謙斎死去に伴い帰郷して「生々堂」を継ぐ。

明治四十　一九〇七　東筑摩郡医師会初代会長となる（明治四十三年まで三年間在任）。

大正十二ころ　熊谷岱蔵博士の住む仙台市元鍛治町に、妻「もと」と共に移る。

昭和八　一九三三　仙台市元鍛治町で死去。

【熊谷岱蔵】

明治十三　一八八〇　長野県東筑摩郡洗馬村、熊谷陸蔵と「もと」の長男に生まれる。

明治二十六　一八九三　長野県松本中学校に入学。同級生に吉江喬松（弧雁）（フランス文学者・歌人）。

明治三十一　一八九八　東京外国語学校ドイツ語学科に入学。翌年第一高等学校に入学。

明治三十五　一九〇二　東京帝国大学医科大学入学、三十九年同大学医学科卒業。

明治四十　一九〇七　東京帝国大学医科大学付属医院副手を嘱託。青山内科教室勤務。

明治四十二　一九〇九　渋沢栄一渡米実業団の一員としてアメリカ合衆国へ出張（四か月間）。
明治四十四　一九一一　ドイツへ私費留学（三年間）。ベルリン大学、ブレスラウ大学で内科学を学ぶ。
大正二　一九一三　東北帝国大学医学専門部教授、同付属医院第二内科医長として仙台へ。
大正五　一九一六　医学博士の学位を授かる。大正七（一九一八）年、同大学付属医院長となる。
大正十一　一九二二　インシュリンの分離抽出に成功。
昭和二　一九二七　大学を挙げて本格的に結核の研究をスタートする。
昭和十三　一九三八　日本学術振興会学術部第八小委員会委員長として、第十回日本医学会総会で研究成果「肺結核の発生と遂展」を特別講演。翌十四年からBCG接種が始まる。
昭和十五　一九四〇　東北帝国大学総長。翌十六年十二月、抗酸菌病研究所長。
昭和二十三　一九四八　日本学士院会員。二十六年結核予防審議会委員を委嘱。
昭和二十七　一九五二　文化勲章を授与される。
昭和三十一　一九五六　仙台市名誉市民の称号を贈られる。
昭和三十三　一九五八　東京に於ける第五回国際胸部医学会議を会頭として主宰。
昭和三十七　一九六二　二月永眠（八十二歳）。没後勲一等旭日大綬章を追贈される。

参考文献　（五十音順）

青木一郎「大垣藩医江馬家と坪井信道」『医譚』㊻　日本医史学会関西支部　昭和四十九年
青木歳幸「熊谷珪碩・謙斎覚書」『信濃』第三次二七巻十一号　昭和五十年
青木歳幸『在村蘭学の研究』思文閣出版　平成十年
青木歳幸「なぜ蘭学が本洗馬に根づいたのか」『平出博物館ノート』十二号　一九九八年
青木歳幸『江戸時代の医学　名医たちの三〇〇年』吉川弘文館　二〇一二年
青木歳幸＋W・ミヒェル『天然痘との闘いⅢ　中部日本の種痘』岩田書院　令和四年
青柳直良「菅江真澄と本洗馬の里」『平出博物館紀要』第三五集　平成三十年
青柳直良「折口信夫と洗馬の里」『平出博物館ノート』三三号　二〇一九年
朝日新聞社編『朝日日本歴史人物事典』朝日新聞社　一九九四年
石井正己（研究代表者）『平成三〇年度広域科学教科教育学研究経費成果報告書　北海道・東北および沖縄・九州を視野に入れた歴史認識の構築と教材開発に関する戦略的研究』東京学芸大学 二〇一九年
石井正己（研究代表者）『令和三年度広域科学教科教育学研究費成果報告書　感染症をめぐる歴史認識と教材開発のための基礎的研究』東京学芸大学　令和四年三月

一戸富士雄「一五年戦争と東北帝国大学」『一五年戦争と日本の医学医療研究会会誌』第三巻
第一号　二〇〇二年
岩崎純一編『日本旧派歌道流派総覧』岩崎純一学術研究所　令和二年五月十八日最終更新
内田武志・宮本常一『菅江真澄遊覧記1』平凡社　昭和四十年
内田武志・宮本常一『菅江真澄全集　第一巻』未来社　一九七一年
内田武志・宮本常一『菅江真澄全集　第十巻』未来社　一九七四年
内田武志・宮本常一『菅江真澄全集　別巻一』未来社　一九七七年
梅溪（うめたに）昇『人物叢書　緒方洪庵』吉川弘文館　二〇一六年
江馬庄次郎「適塾と美濃大垣江馬家との交流」『適塾』No.18　適塾記念会　一九八五年
江馬文書研究会編『江馬家来簡集』思文閣出版　一九八四年
大阪大学適塾記念センター編『新版　緒方洪庵と適塾』大阪大学出版会　二〇一九年
小幡圭祐「熊谷岱蔵と戦時期東北帝国大学の事務改革」『東北大学史料館紀要』第十四号
二〇一九年
小幡圭祐「熊谷岱蔵の知的基盤と戦時期東北帝国大学」『帝国大学における研究者の知的基盤』
第六章　こぶし書房　二〇二〇年
加我君孝編『東京大学医学部・附属病院の歴史』東京大学耳鼻咽喉科学教室・同窓会　平成
十九年
加藤四郎『小児を救った種痘学入門―ジェンナーの贈り物―』創元社　二〇一六年

上伊那誌編纂会『長野県　上伊那誌　第二巻　歴史編』上伊那誌刊行会　昭和四十年
岐阜県教育委員会「江馬家門人姓名録」『岐阜県教育史』資料編　近世　平成十年
岐阜大学教育学部郷土博物館「美濃国可児郡宮瀬村絵図」郷土博物館所蔵　文化七年
『郷土資料第一輯洗馬村』　昭和十年代の塩尻市洗馬地区での勉強会史料
熊谷謙二『雲庵随筆』青木勇　昭和五十三年
熊谷貞良「信州における初期の種痘」『信濃』第三次九巻十一号　昭和三十二年
熊谷貞良『白墨の粉』熊谷直人　昭和四十三年
熊谷岱蔵『筆のまゝ』熊谷謙二　昭和三十二年
熊谷岱蔵「肺結核の発生と遂展」『医海時報』２２７５号、昭和十三年
胡桃沢勘内『旅と伝説』第四巻昭和四年十二月通巻二十四号、第五巻昭和五年六月通巻三十号
岩崎美術社
桃澤匡行編『伊那の三女と源氏三枕』飯島町郷土研究会　平成二十二年
国立国会図書館電子展示会「あの人の直筆　第一部近世第三章　科学の眼」平成二十八年
古西義麿「大坂の除痘館分苗所調査報告（一）」『適塾』No.38　適塾記念会　二〇〇五年
小松克己「高遠領洗馬郷の農民一揆」『信濃』第十巻　第十二号　昭和三十三年
佐伯和香子「旅の始発―本洗馬における菅江真澄―」『平出博物館紀要』第二九集　二〇一二年
塩尻市誌編纂委員会『塩尻市誌　第二巻歴史』塩尻市　平成七年
塩尻史談会『会報』第三号　昭和五十四年、第十三号　平成元年

信濃毎日新聞社編集局報道部『信州の人脈（上）』信濃毎日新聞社　昭和四十一年
秋季企画展図録『蘭学万華鏡』長野県立歴史館　一九九九年
菅江真澄『伊那の中路』（カラー復刻版）真澄遊覧記刊行会　昭和四年
洗馬村古文書委員会『生々堂並常盤屋文書目録』昭和三十二年
洗馬郷（現塩尻市洗馬・東筑摩郡朝日村）の古文書（「生々堂文書」「常盤屋文書」「熊谷茂家文書」「中村峡家文書」「熊谷與吾六家文書」「新倉両家文書」「上條孝也家文書」など）
高遠藩史料「侯臣名籍録　文化末文政始」（内藤家資料一―一二六「内藤家懐旧叢書」所収
「高遠藩臣下代々録　無格坊主以下江戸共（中）」（高遠町資料一―一九九　伊那市立高遠町図書館蔵）
高橋義郎編集『熊谷岱蔵先生遺墨集』塩筑医師会だよりNo.251別冊　平成二十五年
田村岩雄『青松山長興禅寺寺史』長興寺　昭和五十三年
田村岩雄講演録「洗馬の人物シリーズ（先人の歩み）熊谷岱蔵の世界」塩尻中央公民館　昭和五十七年
戸井田一郎「ＢＣＧの歴史：過去の研究から何を学ぶべきか」『呼吸器疾患・結核、資料と展望』No.48　結核予防会　二〇〇四年
東北大学医学部第一内科同窓会『追慕：熊谷岱蔵先生を憶う』昭和三十九年
東北大学抗酸菌病研究所『東北大学抗酸菌病研究所　創立五〇周年記念誌』一九九三年
中島章二「陶工奥田信斎の作品とその生涯」『信濃』第一九巻　第二号　昭和四十二年
中田雅博『緒方洪庵　幕末の医と教え』思文閣出版　二〇〇九年

中西満義「『としなみ草』巻第十三を読む～信州の西行伝承とのかかわりを中心として～」観光文化研究所所報十号　上田女子短期大学観光文化研究所、二〇一二年
中原文彦「高遠藩殿様洗馬郷巡村（文政、萬延）」『平出博物館ノート』三五号　二〇二一年
中原文彦『新倉伴右衛門の生涯』龍鳳書房　令和四年四月
中原文彦「〈信州初の集団種痘〉をした本洗馬村医師」『平出博物館紀要』第四〇集　二〇二三年
中村　隆「熊谷岱蔵先生を憶う」『臨床科学』十一巻二号　一九七五年
中村善紀「浅田宗伯と熊谷謙斎」「日本医事新報」別刷　第三三二二号、昭和六十二年
長野県史刊行会『長野県史通史編　第六巻近世三』長野県　平成元年
長野県町村誌刊行会『長野県町村誌 南信篇』長野県　明治十一年
長野市誌編さん委員会『長野市誌　第四巻　歴史編　近世二』長野市　平成十六年
長谷川正次『シリーズ藩物語　高遠藩』現代書館　二〇〇五年
東筑摩郡松本市・塩尻市郷土資料編纂会『東筑摩郡松本市・塩尻市誌　第三巻 現代下』昭和四十年
東筑摩郡松本市・塩尻市郷土資料編纂会『東筑摩郡松本市・塩尻市誌 別篇 人名』昭和五十七年
日野西真定『高野山古絵図集成／解説索引』タカラ写真製版株式会社　昭和六十三年
富士川游『日本疾病史』日本医書出版　明治四十五年
細川純子「菅江真澄の和歌の位相」『菅江真澄研究　第九十四号』秋田菅江真澄研究会　令和

二年
堀内千萬蔵『塩尻地史』　大正十四年
松本深志高等学校同窓会『深志人物誌』藤原印刷　昭和六十二年
宮坂勝彦編『信州人物風土記・近代を拓く二一　熊谷岱蔵』銀河書房　一九八九年
村澤武夫『伊那歌道史』国書刊行会、昭和四八年
百瀬光信「信濃の豪族三村氏のルーツについて」『平出博物館紀要』第三七集　二〇二〇年
柳田国男校訂『伊那の中路　わがこゝろ』真澄遊覧記刊行会　昭和四年
柳田国男校訂『菴の春秋』真澄遊覧記刊行会　昭和五年
柳田国男『菅江真澄』創元社　昭和十七年
柳田国男『定本　柳田国男集　第三巻』筑摩書房　昭和四十三年
山浦寿「信州高遠藩の飛地支配（二）」（『信濃』第二六巻第十二号　昭和四十九年
山家智之「僕が聞いた昔の話―研究員会室から」『加齢研ニュース』三六号　平成十三年
吉江喬松「夏」『吉江喬松全集 第七巻 南欧の空・そのほか』白水社　昭和十七年
吉村昭『雪の花』新潮文庫　昭和六十三年

『医は仁術―本洗馬村熊谷家六代の系譜』を読んで

佐賀大学特命教授　青木歳幸

本洗馬村（現・塩尻市）は、江戸時代には、高遠藩の飛び地であり、中山道や善光寺道が通る結節点に近かった。十八世紀の中頃以降、中馬による商品流通が活発化し、さまざまな商品と人物が街道を往来し、文化交流も盛んだった。

本書の主人公である熊谷医家六代の祖可児（かに）永通は、薬売りをしながら、美濃から本洗馬村へやってきて、熊谷家の養子になった。本洗馬村に定住した永通のもとへ、三河方面から旅の文人菅江真澄がやってきた。真澄を食客として遇し、和歌や薬のことを語り合った。

永通には子がなく養子を迎えた。熊谷祐碩という。祐碩は医業を営みつつ、狂歌仲間と楽しんだ。祐碩にも子がなく、高遠藩士熊谷勇左衛門の子を養子に迎えた。熊谷珪碩である。

珪碩は高遠藩儒医の中村元恒に漢学と漢方を学び、美濃大垣の蘭方医江馬蘭斎に蘭方医学を学んだ。さらに、二男の熊谷謙斎も江馬家に学ばせた。嘉永二（一八四九）年に、天然痘予防の牛痘接種（種痘）が、謙斎修学中の江馬家へも伝来し、嘉永三（一八五〇）年から本洗馬村でも種痘を開始した。これは、信濃で種痘を組織的に弘めた最初である。謙斎は父珪碩とともに本洗馬村はもちろん、高遠領から松本領など中南信一帯に種痘を弘めた。

謙斎の養子が熊谷陸蔵である。熊谷祐碩の生家から迎えた。東京で修業後、熊本病院などに勤務し、父謙斎の死後、本洗馬村に帰り、医業を継いだ。陸蔵の子の熊谷岱蔵は、結核研究の第一人者となり、東北帝国大学総長をも務めた。本書は、この熊谷医家の六代記である。

可児永通と菅江真澄との交流、十八世紀後半の本洗馬村の和歌連の様相、本洗馬村での高遠城下や街道からの文人らとの交流などが明らかになった。美濃からの交流が熊谷珪碩・謙斎父子の信濃最初の牛痘種痘活動へつながり、東京の自由民権運動の高まりが、明治期の熊谷陸蔵の自由民権結社への参加にもなった。こうした文化的土壌が、幕末明治における新学術文化の継承者熊谷岱蔵博士を生みだしたことなどがいきいきと語られている。江戸時代の地域文化の伝統が各地文人との交流によって育まれ、信濃にも地域毎に特色ある文化が育っていたことを知ることができる。

中原文彦氏が技術系の会社を退職後、本洗馬村歴史の里資料館に勤務したのは、郷土の歴史解明に大きな僥倖であった。氏は、先に『新倉伴右衛門の生涯』を刊行し、今度は『医は仁術』を準備された。原史料を各地に求め、史料を丹念に読み、現地の眼で研究をまとめ公開された。地域にとってもこのような優れた先人達が活躍していたことを知ることは、なによりの誇りと励みになろう。本書が多くの人の眼にとまることを期待して、拙文を擱く。

二〇二三年二月三日節分の日、佐賀の寓居にて

あとがき

本洗馬へは、中山道洗馬宿で木曽路と別れ、さらに奈良井川を琵琶橋で渡って旧仁科街道を北上する。段丘上直ぐの集落が菅江真澄も歩を休めた本洗馬であり、街道沿いの集落は往時の面影をのこしている。熊谷医家「生々堂」は、その集落中央左手にある瀟洒な白壁和風の建物である。大通りに面した低い石垣と門構え、表庭には代々の当主が馬をつないだ二代目の梧桐、背景には三村氏の居城妙義山城と釜井庵、一歩玄関を入ると正面に「生々堂」の扁額が迎える。明治以降変わらない「生々堂」の風景であろう。

その釜井庵に隣接する本洗馬歴史の里資料館の常設展示場には、その菅江真澄と共に、生々堂六代熊谷岱蔵博士の大パネルが掲げられている。数年程前になるが、熊谷進夫妻がお孫さんたちを連れて来館、当時資料館の学芸員であった私がご案内したのが氏との出会いであった。釜井庵周辺は、東京から帰郷の際の散歩コースの一つでもあって、時には友人を伴って来館、私のつたない説明を聞いていていただいた。信州初の種痘の実績に感動し、思い切って展示会「蘭方医、熊谷珪碩・謙斎展」を企画、史料借用のため古文書「生々堂文書」を見せていただいたのは一昨年（令和三年）七月のことである。以来進氏のお宅には帰郷の度に訪問、山住まいの当方は山野の珍品しかお届けするものはないが、そのたび丁寧な対応と熊谷家の興味深いお話をいただき、夫妻のお人柄を身近に感じてきた。

夫妻は年に数回四季を通じて、子どもや孫を連れ、夫人啓子さんが愛車ミニクーパーを駆って帰省されている。特に夏場に帰省の回数が多いのは、啓子夫人が裏の畑で野菜を育てているためであろう。初代永通が本洗馬大火にあたり、家財道具一式を避難させ、抜き身の槍で寝ずの番をしたその畑である。お伺いすると、玄関や縁側には、時にとれたての芋や大根などの野菜類が干してある。内部は全く近代風なお宅も、旧「生々堂」を古民家改造の専門家が手を入れたものとのこと。表や裏庭の樹叢の剪定も欠かさず、自ら草むしりをし洗馬の家々の様子も気に留める様子から、故郷洗馬を心のよりどころに、「生々堂」を次の世代に引き継ごうとする思いが伝わってくる。

『生々堂並常盤屋文書目録』(昭和三十二年)の序文は、「現存の文書を通観し、これに当地先人の研究『洗馬村郷土資料』及び『真澄遊覧記』の部分等を併せ考える時、生々堂百余年は誠に洗馬文化の偉観たるを覚ゆ」と記す。筆者も本誌を書き終えてみて、「熊谷医家〈生々堂〉を語ることは、江戸中期以降の洗馬文化史を語ること」との認識を新たにした。もっといえば洗馬文化史と共に、近世から近代へと続く「日本医学史」の流れを語っているのだとも思う。

本誌を通して、熊谷医家六代にわたる医学史上に特記すべき赫々(かくかく)たる業績と共に、それをささえた家風や取り組みを目のあたりにしてきた。特に、熊谷医家の成立過程や初代永通の本性、「本洗馬大火」に見る永通の人間臭さや「くすし」としての生活、洗馬和歌文化の成立過程、岱蔵博士の故郷「生々堂」に対する思いなどは、新しい発見や提案でもあったと思う。また種痘から結核へと続く医家の「一貫した医は仁術の思想」、「最先端医療水準を維持」した家風とその努力、それをささえた「文化的素養」と「洗馬文化」について考えを述べてきた。このような僻村で医を営みながら顔を出す各界の重要人物は、熊谷医家の幅広い交友関係を示すとともに、各代当主の広く柔軟な視界と旺盛な探求心を顕している。

脱稿にあたり、龍鳳書房酒井春人氏より「医は仁術」の表題をいただいた。時を同じくして、熊谷進氏には「上梓にあたって」を寄せていただいたが、その中には「祖父（岱蔵）は毎朝六時過ぎにNHKの英語会話、それからお経を大声で唱えていました」「母によりますと、飴をポケットに入れておいて、幼い子をみるとあげたり、鼻たれの子供には鼻をかんであげたりしていたそうです」とある。また岱蔵博士の祖父謙斎は、明治の初めに不毛の郷土を助けるため、殖産結社設立にあたり養豚奨励を上申し、自らも畜養を志願したという。「人を大事にする」「人には親切である」「困っている人があれば分け隔てなく助ける」という先祖や幼子も含めた人間愛、それが医師という立場では「医師の職業の最も尊いのは人の命を助けることができること（岱蔵）」、しいては「熊谷医家の一貫した医は仁術の思想」の根本にあるという思いを強く持った。

筆者自身、定年までは技術者の道を歩んだ者であり、専門的な医学知識や歴史文化の素養があるわけではない。ただ地元洗馬の風土で育ち、郷土洗馬の歴史についての関心と誇り、そして一〇年弱ではあるが学芸員生活による郷土史の貯えは人並み以上にあると思っている。この一冊により、「生々堂」に受け継がれた文化と偉大な医療貢献を多くの方に知ってもらえれば、また六代にわたって最先端の医療水準を維持し、「医は仁術」を体現してきた背景に少しでも迫れたら、そのような思いで稿を進め始めた。本誌の中で、現代に生きる我々がくみ取るべく「なにものか」を見出していただければ、それに過ぎたる幸せはない。

執筆にあたっては、古厩美よ志、熊谷芳郎、柳葉圭司の諸氏をはじめ、洗馬地区の古文書をお持ちの方々に大変お世話になった。古文書の解読は、塩尻市古文書解読講座の太田秀保先生、岩垂博則氏の力に負うところが大きい。佐賀大学の青木歳幸先生には、展示会の準備時から種痘について丁寧なご教授にあずかると共に、本誌執筆にあたっても『天然痘との闘いⅢ 中部日本の種痘』(令和四年)をはじめ、最新の研究成果や先生の刊行書を数多く参考にさせていただいた。さらには巻末に一言までお寄せいただき、感謝の念にたえない。また出版にあたっては、昨年の信州洗馬文化史シリーズ①『新倉伴右衛門の生涯』に引き続き、龍鳳書房酒井春人氏に多大なるお世話になった。

最後に幾度にわたり史料の閲覧と貴重なお話をいただき、冒頭に一文までお寄せ願った熊谷進夫妻に改めて御礼申し上げ、「あとがき」の言葉にかえたい。

二〇二三年二月

中原文彦

資料提供およびお世話になった方々（順不同・敬称略）

熊谷　進　塩尻市古文書解読講座の皆様
青木　歳幸　伊那市立高遠町歴史博物館
青柳　直良　伊那市立高遠町図書館
新倉拓一郎　塩尻市立本洗馬歴史の里資料館
古厩美よ志　塩尻市立平出博物館
熊谷　芳郎　塩尻市立洗馬小学校
流葉　圭司　塩尻市立図書館
中村　研司　東北大学加齢医学研究所
熊谷　英澄　高野山大学図書館
上條　孝也　高野山大圓（円）院
宮嶋　洋一　青松山長興寺
熊谷もと美　秋田県立博物館
山村　光久　大館市立栗盛記念図書館
青木　則道　国立国会図書館
齊藤　淳水

著者紹介

中原文彦（元塩尻市立本洗馬歴史の里資料館学芸員）

1953年塩尻市洗馬生まれ　1976年名古屋大学工学部卒業

川崎重工業㈱、セイコーエプソン㈱ インクジェットプリンターの技術開発に関わる

2014年から本洗馬歴史の里資料館、平出博物館勤務

現在、本洗馬歴史の里協議会委員、信濃史学会会員

主な著書・論文（共著含む）

「高遠藩文政財政改革と新倉伴右衛門」「加藤環斎紀行文に見る江戸後期洗馬郷」（『平出博物館ノート No.29』 2015年）／「松平定信と琴女」（『平出博物館紀要 第33集』2016年）／「本洗馬」「姨捨」他（石井正己編『菅江真澄が見た日本』三弥井書店 2018年）／『菅江真澄旅の始まり』本洗馬歴史の里資料館企画展図録　2020年／『三村氏と妙義山城』本洗馬歴史の里資料館企画展図録　2021年／「高遠藩殿様洗馬郷巡村」『平出博物館ノート No.35』 2021年）／『新倉伴右衛門の生涯　松平定信の侍女を妻にした名主』（龍鳳書房　2022年）

洗馬の文化史シリーズ②

医は仁術　本洗馬村熊谷家六代の系譜

二〇二三（令和五）年四月三十日　初版発行

著　者　中原文彦

発行人　酒井春人

発行所　有限会社 龍鳳書房

〒三八八－八〇〇三

長野市篠ノ井布施高田九六〇－一

電話　〇二六－二四七－八二八八

印　刷　有限会社山本マイクロシステムセンター

定価は裏表紙に表示してあります